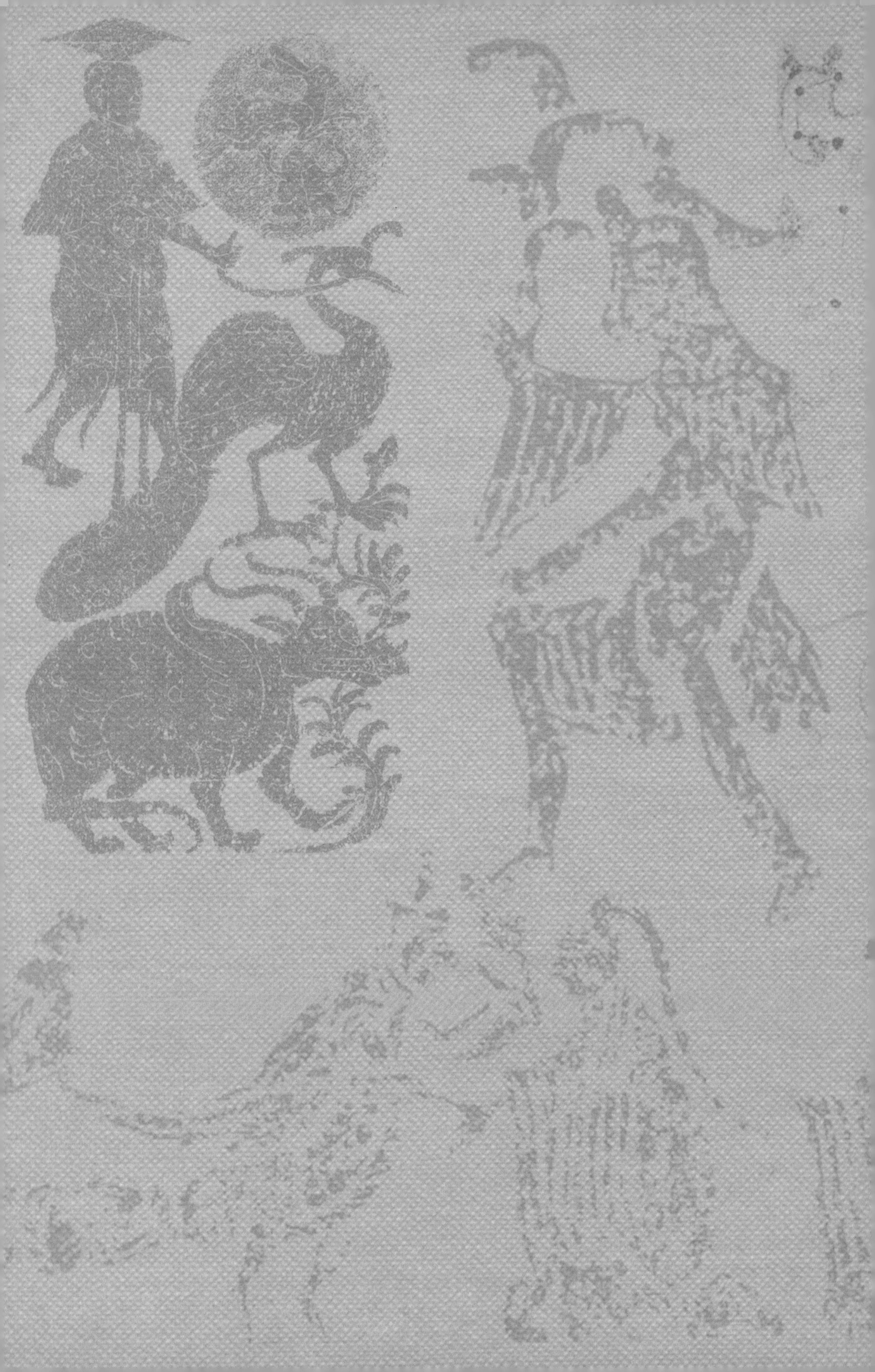

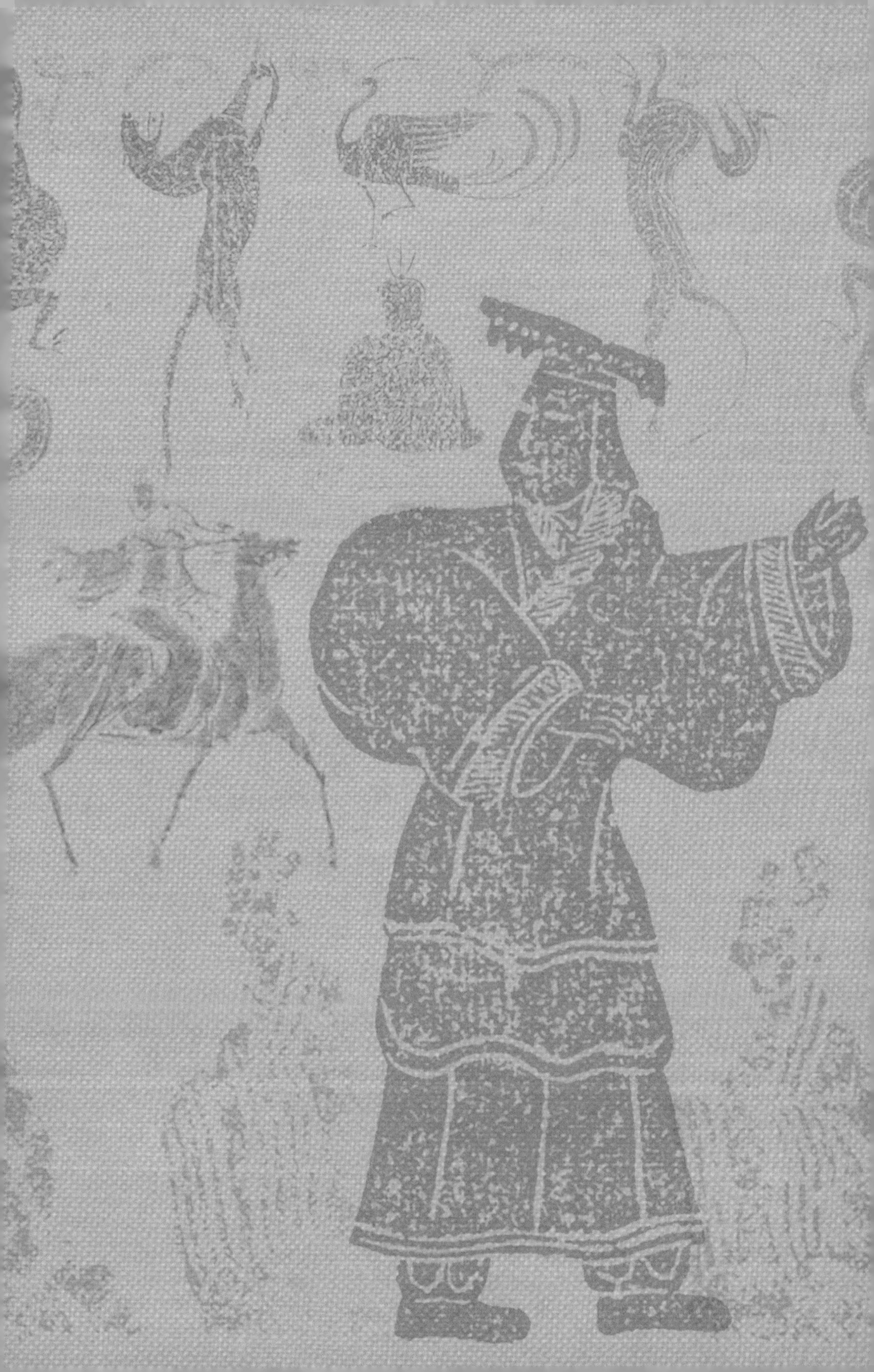

中国古医籍整理丛书

燥气总论

附 燥气验案

清·陈葆善 撰

于辉瑶 校注

中国中医药出版社

·北 京·

图书在版编目（CIP）数据

燥气总论　附 燥气验案/（清）陈葆善撰；于辉瑶校注.—北京：中国中医药出版社，2015.1（2020.8 重印）

（中国古医籍整理丛书）

ISBN 978－7－5132－2383－6

Ⅰ.①燥…　Ⅱ.①陈…②于…　Ⅲ.①燥（中医）－中国－清代　Ⅳ.①R228

中国版本图书馆 CIP 数据核字（2015）第 019359 号

中国中医药出版社出版

北京经济技术开发区科创十三街 31 号院二区 8 号楼

邮政编码　100176

传真　010 64405750

廊坊市祥丰印刷有限公司印刷

各地新华书店经销

*

开本 710×1000　1/16　印张 8.75　字数 51 千字

2015 年 1 月第 1 版　2020 年 8 月第 2 次印刷

书　号　ISBN 978－7－5132－2383－6

*

定价　28.00 元

网址　www.cptcm.com

社长热线　010 64405720

购书热线　010 64065415　010 64065413

微信服务号　zgzyycbs

书店网址　csln.net/qksd/

官方微博　http://e.weibo.com/cptcm

淘宝天猫网址　http://zgzyycbs.tmall.com

国家中医药管理局
中医药古籍保护与利用能力建设项目
组织工作委员会

项目专家组

顾　问　马继兴　张灿玾　李经纬

组　长　余瀛鳌

成　员　李致忠　钱超尘　段逸山　严世芸　鲁兆麟
郑金生　林端宜　欧阳兵　高文柱　柳长华
王振国　王旭东　崔　蒙　严季澜　黄龙祥
陈勇毅　张志清

项目办公室（组织工作委员会办公室）

主　任　王振国　王思成

副主任　王振宇　刘群峰　陈榕虎　杨振宁　朱毓梅
刘更生　华中健

成　员　陈丽娜　邱　岳　王　庆　王　鹏　王春燕
郭瑞华　宋咏梅　周　扬　范　磊　张永泰
罗海鹰　王　爽　王　捷　贺晓路　熊智波

秘　书　张丰聪

前 言

中医药古籍是传承中华优秀文化的重要载体，也是中医学传承数千年的知识宝库，凝聚着中华民族特有的精神价值、思维方法、生命理论和医疗经验，不仅对于传承中医学术具有重要的历史价值，更是现代中医药科技创新和学术进步的源头和根基。保护和利用好中医药古籍，是弘扬中国优秀传统文化、传承中医学术的必由之路，事关中医药事业发展全局。

1949 年以来，在政府的大力支持和推动下，开展了系统的中医药古籍整理研究。1958 年，国务院科学规划委员会古籍整理出版规划小组在北京成立，负责指导全国的古籍整理出版工作。1982 年，国务院古籍整理出版规划小组召开全国古籍整理出版规划会议，制定了《古籍整理出版规划（1982—1990）》，卫生部先后下达了两批 200 余种中医古籍整理任务，掀起了中医古籍整理研究的新高潮，对中医文化与学术的弘扬、传承和发展，发挥了极其重要的作用，产生了不可估量的深远影响。

2007 年《国务院办公厅关于进一步加强古籍保护工作的意见》明确提出进一步加强古籍整理、出版和研究利用，以及

"保护为主、抢救第一、合理利用、加强管理"的方针。2009年《国务院关于扶持和促进中医药事业发展的若干意见》指出，要"开展中医药古籍普查登记，建立综合信息数据库和珍贵古籍名录，加强整理、出版、研究和利用"。《中医药创新发展规划纲要（2006—2020）》强调继承与创新并重，推动中医药传承与创新发展。

2003～2010年，国家财政多次立项支持中国中医科学院开展针对性中医药古籍抢救保护工作，在中国中医科学院图书馆设立全国唯一的行业古籍保护中心，影印抢救濒危珍本、孤本中医古籍1640余种；整理发布《中国中医古籍总目》；遴选351种孤本收入《中医古籍孤本大全》影印出版；开展了海外中医古籍目录调研和孤本回归工作，收集了11个国家和2个地区137个图书馆的240余种书目，基本摸清流失海外的中医古籍现状，确定国内失传的中医药古籍共有220种，复制出版海外所藏中医药古籍133种。2010年，国家财政部、国家中医药管理局设立"中医药古籍保护与利用能力建设项目"，资助整理400余种中医药古籍，并着眼于加强中医药古籍保护和研究机构建设，培养中医古籍整理研究的后备人才，全面提高中医药古籍保护与利用能力。

在此，国家中医药管理局成立了中医药古籍保护和利用专家组和项目办公室，专家组负责项目指导、咨询、质量把关，项目办公室负责实施过程的统筹协调。专家组成员对古籍整理研究具有丰富的经验，有的专家从事古籍整理研究长达70余年，深知中医药古籍整理研究的重要性、艰巨性与复杂性，履行职责认真务实。专家组从书目确定、版本选择、点校、注释等各方面，为项目实施提供了强有力的专业指导。老一辈专家的学术水平和智慧，是项目成功的重要保证。项目承担单位山东中医药大学、南京中医药大学、上海中医药大学、福建中医药大学、浙江省中医药研究院、陕西省中医药研究院、河南省中医药研究院、辽宁中医药大学、成都中医药大学及所在省市中医药管理部门精心组织，充分发挥区域间互补协作的优势，并得到承担项目出版工作的中国中医药出版社大力配合，全面推进中医药古籍保护与利用网络体系的构建和人才队伍建设，使一批有志于中医学术传承与古籍整理工作的人才凝聚在一起，研究队伍日益壮大，研究水平不断提高。

本着“抢救、保护、发掘、利用”的理念，该项目重点选择近60年未曾出版的重要古医籍，综合考虑所选古籍的保护价值、学术价值和实用价值。400余种中医药古籍涵盖了医经、基础理论、诊法、伤寒金匮、温病、本草、方书、内科、外科、女科、儿科、伤科、眼科、咽喉口齿、针灸推拿、养生、医案医话医论、医史、临证综合等门类，跨越唐、宋、金元、明以迄清末。全部古籍均按照项目办公室组织完成的行业标准《中医古籍整理规范》及《中医药古籍整理细则》进行整理校注，绝大多数中医药古籍是第一次校注出版，一批孤本、稿本、抄本更是首次整理面世。对一些重要学术问题的研究成果，则集中收录于各书的“校注说明”或“校注后记”中。

“既出书又出人”是本项目追求的目标。近年来，中医药古籍整理工作形势严峻，老一辈逐渐退出，新一代普遍存在整理研究古籍的经验不足、专业思想不坚定等问题，使中医古籍整理面临人才流失严重、青黄不接的局面。通过本项目实施，搭建平台，完善机制，培养队伍，提升能力，经过近5年的建设，锻炼了一批优秀人才，老中青三代齐聚一堂，有效地稳定了研究队伍，为中医药古籍整理工作的开展和中医文化与学术的传承提供必备的知识和人才储备。

本项目的实施与《中国古医籍整理丛书》的出版，对于加强中医药古籍文献研究队伍建设、建立古籍研究平台，提高古籍整理水平均具有积极的推动作用，对弘扬我国优秀传统文化，推进中医药继承创新，进一步发挥中医药服务民众的养生保健与防病治病作用将产生深远影响。

第九届、第十届全国人大常委会副委员长许嘉璐先生，国家卫生计生委副主任、国家中医药管理局局长、中华中医药学会会长王国强先生，我国著名医史文献专家、中国中医科学院马继兴先生在百忙之中为丛书作序，我们深表敬意和感谢。

由于参与校注整理工作的人员较多，水平不一，诸多方面尚未臻完善，希望专家、读者不吝赐教。

国家中医药管理局中医药古籍保护与利用能力建设项目办公室

二〇一四年十二月

许 序

“中医”之名立，迄今不逾百年，所以冠以“中”字者，以别于“洋”与“西”也。慎思之，明辨之，斯名之出，无奈耳，或亦时人不甘泯没而特标其犹在之举也。

前此，祖传医术（今世方称为“学”）绵延数千载，救民无数；华夏屡遭时疫，皆仰之以度困厄。中华民族之未如印第安遭染殖民者所携疾病而族灭者，中医之功也。

医兴则国兴，国强则医强。百年运衰，岂但国土肢解，五千年文明亦不得全，非遭泯灭，即蒙冤扭曲。西方医学以其捷便速效，始则为传教之利器，继则以“科学”之冕畅行于中华。中医虽为内外所夹击，斥之为蒙昧，为伪医，然四亿同胞衣食不保，得获西医之益者甚寡，中医犹为人民之所赖。虽然，中国医学日益陵替，乃不可免，势使之然也。呜呼！覆巢之下安有完卵？

嗣后，国家新生，中医旋即得以重振，与西医并举，探寻结合之路。今也，中华诸多文化，自民俗、礼仪、工艺、戏曲、历史、文学，以至伦理、信仰，皆渐复起，中国医学之兴乃属必然。

迄今中医犹为国家医疗系统之辅，城市尤甚。何哉？盖一则西医赖声、光、电技术而于20世纪发展极速，中医则难见其进。二则国人惊羡西医之“立竿见影”，遂以为其事事胜于中医。然西医已自觉将入绝境：其若干医法正负效应相若，甚或负远逾于正；研究医理者，渐知人乃一整体，心、身非如中世纪所认定为二对立物，且人体亦非宇宙之中心，仅为其一小单位，与宇宙万象万物息息相关。认识至此，其已向中国医学之理念“靠拢”矣，虽彼未必知中国医学何如也。唯其不知中国医理何如，纯由其实践而有所悟，益以证中国之认识人体不为伪，亦不为玄虚。然国人知此趋向者，几人？

国医欲再现宋明清高峰，成国中主流医学，则一须继承，一须创新。继承则必深研原典，激清汰浊，复吸纳西医及我藏、蒙、维、回、苗、彝诸民族医术之精华；创新之道，在于今之科技，既用其器，亦参照其道，反思己之医理，审问之，笃行之，深化之，普及之，于普及中认知人体及环境古今之异，以建成当代国医理论。欲达于斯境，或需百年欤？予恐西医既已醒悟，若加力吸收中医精粹，促中医西医深度结合，形成21世纪之新医学，届时“制高点”将在何方？国人于此转折之机，能不忧虑而奋力乎？

予所谓深研之原典，非指一二习见之书、千古权威之作；就医界整体言之，所传所承自应为医籍之全部。盖后世名医所著，乃其秉诸前人所述，总结终生行医用药经验所得，自当已成今世、后世之要籍。

盛世修典，信然。盖典籍得修，方可言传言承。虽前此50余载已启医籍整理、出版之役，惜旋即中辍。阅20载再兴整理、出版之潮，世所罕见之要籍千余部陆续问世，洋洋大观。

今复有“中医药古籍保护与利用能力建设”之工程，集九省市专家，历经五载，董理出版自唐迄清医籍，都400余种，凡中医之基础医理、伤寒、温病及各科诊治、医案医话、推拿本草，俱涵盖之。

噫！璐既知此，能不胜其悦乎？汇集刻印医籍，自古有之，然孰与今世之盛且精也！自今而后，中国医家及患者，得览斯典，当于前人益敬而畏之矣。中华民族之屡经灾难而益蕃，乃至未来之永续，端赖之也，自今以往岂可不后出转精乎？典籍既蜂出矣，余则有望于来者。

谨序。

第九届、十届全国人大常委会副委员长

许嘉璐

二〇一四年冬

王序

中医学是中华民族在长期生产生活实践中，在与疾病作斗争中逐步形成并不断丰富发展的医学科学，是中国古代科学的瑰宝，为中华民族的繁衍昌盛作出了巨大贡献，对世界文明进步产生了积极影响。时至今日，中医学作为我国医学的特色和重要医药卫生资源，与西医学相互补充、相互促进、协调发展，共同担负着维护和促进人民健康的任务，已成为我国医药卫生事业的重要特征和显著优势。

中医药古籍在存世的中华古籍中占有相当重要的比重，不仅是中医学术传承数千年最为重要的知识载体，也是中医为中华民族繁衍昌盛发挥重要作用的历史见证。中医药典籍不仅承载着中医的学术经验，而且蕴含着中华民族优秀的思想文化，凝聚着中华民族的聪明智慧，是祖先留给我们的宝贵物质财富和精神财富。加强对中医药古籍的保护与利用，既是中医学发展的需要，也是传承中华文化的迫切要求，更是历史赋予我们的责任。

2010 年，国家中医药管理局启动了中医药古籍保护与利用能力建设项目。这既是传承中医药的重要工程，也是弘扬优秀民族文化的重要举措，不仅能够全面推进中医药的有效继承和创新发展，为维护人民健康做出贡献，也能够彰显中华民族的璀璨文化，为实现中华民族伟大复兴的中国梦作出贡献。

相信这项工作一定能造福当今，嘉惠后世，福泽绵长。

国家卫生与计划生育委员会副主任

国家中医药管理局局长

中华中医药学会会长

王国强

二〇一四年十二月

马 序

新中国成立以来，党和国家高度重视中医药事业发展，重视古籍的保护、整理和研究工作。自1958年始，国务院先后成立了三届古籍整理出版规划小组，分别由齐燕铭、李一氓、匡亚明担任组长，主持制订了《整理和出版古籍十年规划（1962—1972）》《古籍整理出版规划（1982—1990）》《中国古籍整理出版十年规划和"八五"计划（1991—2000）》等，而第三次规划中医药古籍整理即纳入其中。1982年9月，卫生部下发《1982—1990年中医古籍整理出版规划》，1983年1月，保证了中医古籍整理出版办公室正式成立，中医古籍整理出版规划的实施。2002年2月，《国家古籍整理出版"十五"（2001—2005）重点规划》经新闻出版署和全国古籍整理出版规划领导小组批准，颁布实施。其后，又陆续制定了国家古籍整理出版"十一五"和"十二五"重点规划。国家财政多次立项支持中国中医科学院开展针对性中医药古籍抢救保护工作，文化部在中国中医科学院图书馆专门设立全国唯一的行业古籍保护中心，国家先后投入中医药古籍保护专项经费超过3000万元，影印抢救濒危珍、善、孤本中医古籍1640余种，开展了海外中医古籍目录调研和孤本回归工作。2010年，国家财政部、国家中医药管理局安排国家公共卫生专项资金，设立了“中医药古籍保护与利用能力建设项目”，这是继1982～1986年第一批、第二批重要中医药古籍整理之后的又一次大规模古籍整理工程，重点整理新中国成立后未曾出版的重要古籍，目标是形成并普及规范的通行本、传世本。

为保证项目的顺利实施，项目组特别成立了专家组，承担咨询和技术指导，以及古籍出版之前的审定工作。专家组中的许多成员虽逾古稀之年，但老骥伏枥，孜孜不倦，不仅对项目进行宏观指导和质量把关，更重要的是通过古籍整理，以老带新，言传身教，培养一批中医药古籍整理研究的后备人才，促进了中医药古籍保护和研究机构建设，全面提升了我国中医药古籍保护与利用能力。

作为项目组顾问之一，我深感中医药古籍保护、抢救与整理工作的重要性和紧迫性，也深知传承中医药古籍整理经验任重而道远。令人欣慰的是，在项目实施过程中，我看到了老中青三代的紧密衔接，看到了大家的坚持和努力，看到了年轻一代的成长。相信中医药古籍整理工作的将来会越来越好，中医药学的发展会越来越好。

欣喜之余，以是为序。

中国中医科学院研究员

马继兴

二〇一四年十二月

校注说明

《燥气总论》，清·陈葆善撰。

陈葆善，字栗庵，号湫漻子，瑞安（今属浙江温州）人，生于清咸丰十年（1860），卒于1916年。曾为邑诸生，后师从维新党人陈虬，协助陈虬创办利济医学堂，任监院、总理。著有《燥气总论》《燥气验案》《白喉条辨》《本草时义》。

陈葆善认为《内经》脱“秋伤于燥”一节，以致后世不传燥气证治，喻昌、沈明宗、吴瑭等虽有发明而终未透彻，于是引据《内经》原文，对燥气的性质、致病机理、脉候、临床表现及治疗进行了详细而有独到见解的论述，此即为《燥气总论》，其后附有《灵素节要》。

《燥气验案》为陈葆善之子陈准辑录其父燥气治验而成，载案二十二则，为迄今唯一一部讨论燥气证治的专书，篇幅虽短，但内容充实，多有独到而精辟的见解。

《燥气总论》与《燥气验案》二者可相互印证，多有启迪，有较高临床参考价值，此次校注将《燥气验案》附于《燥气总论》。

兹将校注有关情况说明如下：

《燥气总论》以1925年温州陈氏湫漻斋石印本为底本，以1930年上海中医书局铅印本为主校本（简称“沪局本”），《燥气验案》以1930年上海中医书局铅印本为底本。

1. 采用现代标点方法，对原书进行标点。

2. 原书繁体竖排，改为简体横排。

3. 原书中异体字、俗写字，径改不出注。

4. 原书中通假字、古体字，保留原字，于首见处出注说明。

5. 原书药名为非错误性异文者，保留原字，出注说明。

6. 原书中一般笔画之误，如“己”“已”不分等，予以径改，不出校记。

7. 原书段落中小字夹注者用另体小字。

8. 原书中独立成段方药中药名后的炮制、用量等，用另体小字。

9. 原书中误文，据校本、文义或他校资料改。

10. 原书中脱文，据校本、文义或他校资料补。

11. 原书中衍文，据校本、文义或他校资料删。

12. 原书中倒错，据校本、文义或他校资料乙正。

13. 原书字词无误而校本或他校资料义胜或有参考意义者，酌出校记。

14. 原书中文字有疑义，无校本或他校资料可据，难定是非者，出校存疑。

15. 原书中字词疑难或生疏者，予以简注。

16. 原书中药名及专业术语属生疏者，简注说明，或引经典以释之。

17. 原文中典故，简注其意义，并注明出处，其习见者仅注出处。

18. 《燥气总论》无目录，《燥气验案》有目录，今将《燥气总论》及所附《灵素节要》与《燥气验案》目录厘订为本书目录，置于诸文前。

19. 《燥气总论》题下原有“瑞安陈葆善著”题署，《燥气验案》题下原有“瑞安陈葆善撰，男绳夫校订”题署，今一并删去。

20. “湫漻斋燥气验案例言”各条前原有提示符“—”，今一并删去。

21. 原书中表示前后文义的方位词“左”、“右”，据文义分别改为“下”、“上”。

目 录

燥气总论

附 燥气验案

燥气总论

清·陈葆善　撰

于辉瑶　校注

陈氏湫漻斋医学丛书序[①]

喻嘉言曰：病机一十九条，独遗燥气[②]。于是燥气病不明于世，瑞安陈栗庵氏本之而作《燥气总论》《白喉条辨》等。其哲嗣绳夫先生辑为《湫漻斋医学丛书》，捧以示伯未。伯未曰：燥兼风热而化，言风热而燥在其中。燥兼风化者，经曰风能胜湿[③]，湿去则燥生，在人则风能烁[④]液，液去则燥生。燥伤肺金，金不生水而病及肝木，故中风筋脉动弦、风痫口噤、收敛急切诸病生。燥兼热化者，《易》曰燥万物者，莫熯乎火[⑤]，始也火烁金而燥乃成，既也金不胜水而燥益甚，故消谷善饥、胃槁噎膈、二便闭塞、枯涸燥裂诸病又生。是热生风，风生燥，燥又生热，循环胜复，至于髓液俱枯。燥之患诚非浅，而《内经》固未尝遗之。陈氏生当燥化之秋，探《内经》之秘，畅嘉言之旨，使历来湮晦否塞者得以重放光芒，其功诚不可没焉。抑有进者，致燥之由，有因于天，有因于人。阳明燥金司天，或久旱无雨，燥化大行，伤及肺金，此因于天；

---

① 陈氏湫漻斋医学丛书序：据沪局本补。

② 病机……独遗燥气：语出《医门法律》卷四。

③ 风能胜湿：语本《素问·阴阳应象大论》。

④ 烁：通“铄”，销铄。《周礼·考工记序》：“烁金以为刃。”陆德明释文：“烁，义当作‘铄’。”

⑤ 燥万物……熯（hàn 汗）乎火：语出《周易·说卦》。熯，干燥。

七情不节，气结神伤精损，及病时汗吐下太过，或久劳风日之中，频近炉火之畔，或啖辛热太过，或虚劳误投辛燥，与夫服食家久饵金石之品，皆能燥伤津液，此因于人。而总属血液不足，石芾南[1]所谓阴血虚则不能营运乎百体，津液耗则不能滋养乎三焦，由是邪热怫郁，燥变多端[2]。然则读陈氏书者，不特治燥症得指津之筏，而于燥病之成，可知所备矣，因序之。

中华民国十八年十一月上海秦之济伯未拜序

---

① 石芾南：即石寿棠，清代医家，字芾南，安东（今江苏涟水）人，著有《医原》三卷。

② 阴血虚则……燥变多端：语出《医原》卷下。

徐叙

昔医和之言六气也，曰阴阳风雨晦明；歧伯[①]之言六气也，曰寒暑燥湿风火。其言六气，辞虽不同，然六气生于天，感于人，过则致疾，谓之六淫。燥居六气之一，惜《内经》有燥气之文而遗伤燥之说，以故立术就隐[②]，历数千百载，几无人直探其微。幸嘉言喻氏、目南沈氏引绪[③]于前，鞠通吴氏辟涂[④]于后，由是燥气之名甫显，顾语焉而或不详，偏焉而或不举，若欲上合乎经旨，美哉，犹有憾已。瑞安陈栗庵先生，业守青囊[⑤]，学传《素问》，据喻氏所勘"秋伤于燥"之条发挥光大，爰著《燥气总论》一卷。首明本义，次述病理，再详脉候，终出治法，悉皆深达窔奥[⑥]，洞澈源流，不苟同，不袭旧，旁搜远绍[⑦]，凿险缒[⑧]幽，匪[⑨]但为歧伯异代之功臣，抑

---

① 歧伯：岐伯。歧，同"岐"。《姓觿·支韵》："岐，一作'歧'。"

② 立术就隐：谓创立学术而转趋湮没。

③ 引绪：开端。

④ 涂：同"途"，道路。《周礼·地官·遂人》："百夫有洫，洫上有涂。"郑玄注："涂，道路。"

⑤ 青囊：古时医家包裹医书的布袋，因以为医书或医术之称。

⑥ 窔（yào 药）奥：深奥的境界。窔，幽深。

⑦ 旁搜远绍：广泛搜集且远承前贤。绍，继承。典出唐代韩愈《进学解》。

⑧ 缒（zhuì 坠）：以绳悬坠。

⑨ 匪：非。《诗经·大雅·烝民》："夙夜匪解，以事一人。"

并为喻氏诸人之诤友。嗣又辑《燥气验案》二卷，案中反覆辨难，率与众论互相印证，尤见得心应手，确具成绩，迥非谰言[①]。曩[②]在光绪年间，京师燥气盛行，动染白喉，势极危殆，先生撰《白喉条辨》，雕版问世，志三陈氏[③]序云：远近仿效，多所全活。然而燥气降沴[④]，讵止白喉？向疑《条辨》所称，仅足阐白喉本症之精，无以赅燥气杂症之变。今哲嗣[⑤]绳甫[⑥]暨门人胡君润之，奉先生遗著，拟付剞劂[⑦]，不嫌固陋而丐[⑧]序下走[⑨]，乃知先生于燥气有总论，有验案，罗列各种，至详且备，彼白喉者特全豹一斑耳。独念先生之治燥气，于医学为专科，于医理为绝诣，于医师为圭臬[⑩]。苟读先生纂述，服膺勿失，则临诊命药，必能奏实效而起沉疴，是先生抉别群盲，自开生面，德侔[⑪]良相，患拯[⑫]同胞，其利济天

---

① 谰（lán 阑）言：虚妄之言。

② 曩（nǎng 攮）：过去。

③ 志三陈氏：即陈虬，原名国珍，字庆宋，号子珊，后改字志三，号蛰庐，瑞安人，清末改良派，清光绪十一年（1885）与陈介石、陈葆善等在瑞安创办利济学堂、利济医院，曾为陈葆善《白喉条辨》作序。

④ 沴（lì 厉）：灾害。

⑤ 哲嗣：对他人之子的敬称。

⑥ 绳甫：按后文当为“绳夫”。

⑦ 剞劂（jī jué 机绝）：雕版印行。

⑧ 丐：请求。

⑨ 下走：自称的谦词。

⑩ 圭臬（niè 聂）：古时测日影的工具，喻标准。

⑪ 侔（móu 谋）：等同。

⑫ 拯：沪局本作“极（極）”，义胜。

下，岂有量哉？兹当刊布伊始，用敢揭橥[1]颠末，俾稔[2]是书可宝可贵，盖如此，倘亦先生之志欤？

岁次旃蒙赤奋若[3]南陵徐乃昌谨序

---

① 揭橥（zhū 朱）：揭示。

② 稔（rěn 忍）：知晓。

③ 旃（zhān 粘）蒙赤奋若：乙丑年，即1925年。旃蒙，十天干中“乙”的别称。赤奋若，十二地支中的“丑”的别称。

自叙

光绪甲申[1]，余年二十有四，始有志于医。时蛰庐先生[2]方创建利济医院于瑞安城东，朝夕过从，辄请指示途径。先生曰：非先熟读《素问》《灵枢》及仲师之《伤寒》《金匮》诸书，终难得门而入。适游武林[3]，从坊间购求京口文成堂重刊《内经》，实摹仿[4]宋孙兆、林亿、高保衡等原刊，本既精雅，又系初印，遂以重价购取以归。伏案而读之，自原文暨王太仆[5]笺注，悉用朱笔句读，间遇与浙江局本稍有异同者，均另纸粘贴，持向蛰庐师质正。光阴荏苒，忽已十有余稔矣，驽骀[6]之质，终已[7]未能精熟为恨。然寝馈[8]既久，妙悟良多，一得之愚[9]，颇足自信。年来接诊四方，遇有异症治验，为前人门法所未备者，因手录《内外伤医案》若干卷。又悟近今数年发病，

---

① 光绪甲申：清光绪十年，即1884年。

② 蛰庐先生：即陈虬，参见前徐序“志三陈氏”条注。

③ 武林：杭州的别称。

④ 摹仿：影摹，亦即影刻。

⑤ 王太仆：即王冰，中唐人，号启玄子，曾任太仆令，后世因称“王太仆”，为《素问》作注，其书为今传《素问》之祖本。

⑥ 驽骀（nú tái 奴抬）：劣马，用为自谦之词，谓平庸无能。

⑦ 已：同“以”。《荀子·非相》：“人之所以为人者何已也？”杨倞注：“已，与‘以’同。”

⑧ 寝馈：眠与食，谓时刻在其中。

⑨ 一得之愚：典出《晏子春秋·内篇杂下十八》。

多系燥气，而燥气之理，古人如嘉言喻氏、目南沈氏、鞠通吴氏，虽各有发明，揆之病情经旨，寔[1]未能翕合[2]无间，故研求燥气，尤能独抒心得。因著《燥气总论》一卷，推阐其病源，发挥其治法，附以治验方案，以饷当世，或于天下民生，不无少裨。独念著书之道，不厌求详，而医书所关尤钜[3]，复重取《素问》《灵枢》而详读之，遇有交涉燥气者，节录其要，附于本论之后，使燥气真相，益见殚明，不仅于喻、沈、吴诸家匡所未逮，且藉以勉副蛰庐师谆谆教读《内经》之初意云尔。

时光绪庚子[4]小雪日陈葆善书于湫漻斋

---

① 寔（shí 食）：通“实”。又，沪局本作“实”。
② 翕（xī 稀）合：吻合。
③ 钜：同“巨”。《玉篇·金部》：“钜，大也，今作‘巨’。”
④ 庚子：清光绪二十六年，即 1900 年。

燥气总论

《素问·阴阳应象大论》曰：天有四时五行，以生长收藏，以生寒暑燥湿风。人在气交之中，得此平气以生，亦得此淫气以病。淫气者，太过之气也。其气有六，即经所谓风、寒、燥、湿、暑、火是也，故曰六淫。《内经》论六淫为病之理，如风、寒、燥、湿、暑、火，或专气，或兼气，类皆昭晰若揭，易于寻绎如风为百病之长，有温风、寒风、暑风、风火、风湿之别，寒则有风寒、寒湿之殊，湿则有湿火、寒湿、风湿、暑湿之分，即暑亦有偏热、偏湿之异。自隋唐迄今，已经诸贤发明尽致矣。独燥气之义，本与湿冰炭遥绝，反往往与湿相提而并论，且间有合于火、合于寒之意，义最糅奥①，颇难明晓。贤如喻嘉言，勘《素问》秋伤于燥之条，自以昌明绝学为己任，犹未能融会贯通，独得真际②。其弊由于割刓③经文，罣④一漏万，且轻于自信，未尝精思也。所以秋燥一论，彼虽自负千古大疑至此始决，实则燥气病情反因喻氏而转晦。善丁生其运⑤，妙悟良多，揆度

① 糅（róu 柔）奥：混杂而深奥。糅，杂糅。
② 真际：真义。
③ 割刓（wán 完）：割断。
④ 罣（guà 挂）：同“挂”。
⑤ 丁生其运：谓生逢燥气流行之时。丁，遭逢。

经言，实能一一翕合，遂不揣谫陋[1]，仿近人论说例，各自为节，作《燥气总论》一卷。首明本义，次述病理[2]，再详脉候，终出治法，始燥气为病之理与《灵》《素》论燥之义贯彻详明，殚发尽致。此一得之愚，差堪[3]自信，并足以匡喻氏之未逮，作后学之津梁焉。

喻氏之言曰：燥之与湿，有霄壤之殊。燥者，天气也；湿者，地气也。又曰：燥金虽秋令，属阴经，然异于寒湿，同于火热。火热胜则金衰，风热[4]胜则风炽，风能胜湿，热能耗液，转令阳实阴虚，故风、火、热之气胜于水土而为燥。此言也不但显背《阴阳大论》[5]《六元正纪》之明训，且实失燥气为病之精义，故虽百方牵合，究觉离经而愈远也《天元纪大论》曰：在天为湿，在地为土；在天为气，在地为形。又曰：先立其年，以明其气，金木火水土运行之数，寒暑燥湿风火临御之化，则天道可见。又曰：寒暑燥湿风火，天之阴阳也；木[6]火土金水，地之阴阳也。经训明晰如此，何喻氏之臆断也。夫燥气者，秋金之淫气也，其气凄清而劲切，似火而非火，似湿而非湿，似寒而非寒，而其胜[7]复传变，又能为风为火，为湿为寒，试条举而详言之。

① 谫（jiǎn 简）陋：浅薄。
② 病理：原脱，据沪局本及徐乃昌序补。
③ 差（chā 插）堪：略可。
④ 风热：《医门法律》卷四作“火热”。
⑤ 阴阳大论：指《素问·阴阳应象大论》。
⑥ 木：原作“水”，据《素问·天元纪大论》改。
⑦ 胜：原作“性”，据沪局本改。

何以言似火而非火也？《阴阳应象大论》曰：燥胜则干。王太仆注曰：燥胜，津液竭涸，故皮肤干燥。《五运行大论》曰：燥以干之。又曰：燥胜则地干。《五常政大论》阳明司天条曰：暴热至。又曰：甚则心痛，火行于槁[1]，流水不冰。《六元正纪大论》曰：阳明司天之政，天气急，地气明，阳专其令，炎暑大行，物燥以坚。又曰：热后而暴，介虫乃殃，其发燥[2]，胜复之作，扰而大乱，清热之气，持于气交。又：阳明所至为散落温[3]，气[4]之常也。凡此诸条，皆燥之似火之证也。然清商[5]徐行，炎暑顿消，景物凄清，天地气肃，则似火而又非火矣。

何以言似湿而非湿也？《生气通天论》曰：秋伤于湿，上逆而咳。《阴阳应象大论》曰：秋伤于湿，冬生咳嗽《灵枢·论疾诊尺》篇语同。《水热穴论》曰：秋者，金始治，肺将收杀，金将胜火，阳气在合，阴气初胜，湿气及体。王注：以渐于雨湿雾露。《六微旨大论》曰：阳明之上，燥气治之，中见大阴[6]。王注：阳明，西方金，故上燥气治

---

① 槁：干枯。《说苑·建本》："弃其本者，荣华槁矣。"

② 燥：《素问·六元正纪大论》作"躁"。

③ 散落温：《素问·六元正纪大论》王冰注："散落，金也；温，下承之火气也。"。

④ 气：《素问·六元正纪大论》作"气变"二字。

⑤ 清商：秋风。商，宫商角徵羽"五音"之一，古时以配秋季，秋季清凉，因称秋风为"清商"。晋代潘岳《悼亡诗》："清商应秋至，溽暑随节阑。"

⑥ 大阴：太阴。大，通"太"，见清代江沅《说文释例》。又，沪局本作"太"。

之，与太阴合，故曰阳明之上，燥气治之，中见太阴[1]按：肺本金脏，其经气应为阳明而反称太阴，胃本土腑，其经应为太阴而反称阳明，可见肺胃二脏，燥湿二气，本有互相为用之义。《五常政大论》曰：阳明在泉，湿毒不生，其味酸，其气湿按：此篇言六气在泉，惟阳明节有“其气湿”，太阴在泉有“其气热”三字，其余风、寒、暑、火四条均无此语，可见燥中自然有湿，湿中自然有火也，不然何以既言湿毒不生而又有其气湿之言耶。《六元正纪大论》曰：风燥横行[2]，流于气交，多阳少阴，云趋雨府，湿化乃敷，燥极而泽。王注：雨府，太阴之所在也。燥气欲终，则化为雨泽。凡此诸条，皆燥之似湿[3]之证也。然肃杀令至，天容高洁，凉飚[4]倏发，地气清明，则似湿而又非湿矣。

何以言似寒而非寒也？《五常政大论》曰：阳明司天，燥气下临，凄沧数至，木伐草萎。《六元正纪大论》曰：金郁之发，大凉乃举，草树浮烟，燥气以行，霿[5]雾数起，杀气来至，草木苍干，其气五，夜零白露，林莽声凄，怫[6]之兆也。又曰：阳明所至为清劲，为燥生，终为凉，

① 故曰阳明之上……中见太阴：《素问·六微旨大论》王冰注作“故燥气之下，中见太阴也”一十字。

② 横行：《素问·六元正纪大论》作“横运”。

③ 湿：原作“燥”，据沪局本改。

④ 凉飚（biāo 标）：秋风。

⑤ 霿（méng 蒙）：（天色）昏暗。

⑥ 怫：怫郁。

德化之常也。又曰：阳明之胜，清发[1]于中，大凉肃杀，华英改容；阳明之复，清气大举，森木苍干。又曰：清气大来，燥之胜也。又曰：故阳之动，始于温，终于暑；彼秋之忿，为冬之怒。凡此诸条，皆燥之似寒之义也。然秋阳熇熇[2]，天洁地明，白露萋清[3]，草木萎落，则似寒而又非寒矣。

然则燥气者果何气耶？湫漻子[4]曰：燥气者，秋气也，兼火、湿、寒三气而有之也。大概初秋多火，中秋多湿，三秋[5]多寒，虽兼有火、湿、寒三义，而寔非正火、正湿、正寒可比。盖正火者，温气也，热气也，少阳、少阴君相二气主之，其德炎烁而燔焫[6]，若燥中之火，干竭过甚，焦槁而生怫郁焉；正湿者，长夏之气也，太阴土气主之，其德濡溽而润泽，若燥中之湿，则因收敛太过，土气不布而内郁，故外燥者而里反往往为湿焉；正寒者，冬气也，有冻之义焉，太阳水气主之，其德凛冽而凝静，若燥中之寒，则凄清方始而为寒之渐焉。故燥气治[7]法，其未化为火、为湿、为寒者，当兼三者之义而治之，其已化为火、为湿、为寒者，亦于三者专气之义大有径庭，不可以治

① 发：原作“复”，据《素问·至真要大论》改。
② 熇熇（hè hè 鹤鹤）：炽盛貌。
③ 萋清：当作“凄清”，清冷之义。
④ 湫漻（qiū liáo 秋辽）子：陈葆善的号。
⑤ 三秋：秋季的第三月，即农历九月。
⑥ 燔焫（fán ruò 凡弱）：燃烧。
⑦ 治：原作“始”，据沪局本改。

湿、治火、治寒之正法，而不知其为燥也。此即燥气之真义，其议虽若创造，而实《灵枢》《素问》言之已详。世有好学深思之士，当自知其旨归矣。

燥义既明，再言其发病之理。夫燥者，六淫之一也。六淫之伤人，有感而即发，有伏而后发，燥气亦然。其为病也，外感有伤气、伤血之分，伏气有专气、兼气之别。燥之初入，必先于肺胃，盖太阴、阳明同为燥金，治气以类从也。其伏者，当分其专气、兼气之别。专气者，燥之本气也；兼气者，燥气之外兼有别气，或兼湿，或兼寒，或兼火之类。此言燥病之由于外感也。

散见于经文者，再汇而述之。《气交变大论》曰：岁金太过，燥气流行，肝木受邪，民病两胁下少腹痛，目赤痛眦疡，耳无所闻。肃杀而甚，则体重烦冤[①]，胸痛引背，两胁满，且痛引小腹，甚则嗌干[②]咳逆气，肩背痛，尻阴股膝髀腨[③]胻足皆病，胠[④]胁暴痛，不可反侧，咳逆甚而血溢。又曰：岁木[⑤]不及，燥乃大行，民病中清，胠胁痛，少腹痛，肠鸣溏泄。复则炎暑流行[⑥]，湿性燥，民病寒热疮疡痱疹痈痤。又《至真要大论》曰：诸气膹郁，皆属

① 烦冤：烦而气郁。
② 嗌干：《素问·气交变大论》作“喘”一字。
③ 腨（shuàn 涮）：小腿肚子。
④ 胠（qū 区）：腋下。
⑤ 木：原作“火”，据《素问·气交变大论》改。
⑥ 流行：《素问·气交变大论》作“流火”。

于肺。又曰：阳明之胜，清发于中，左胠胁痛，溏泄，内为嗌塞，外发㿗疝，胸中不便，嗌塞而咳。阳明之复，清气大举，病生胠胁，善太息，甚则心痛否[1]满，腹胀而泄，呕苦咳哕，烦于心，病在鬲[2]中，头痛，甚则入肝，惊骇筋挛。此皆《内经》著燥气发病之目也。余如阳明司天、在泉，及胜复传变诸条，更不胜枚举，可见燥气之病与六淫风、寒、暑、湿、火相同，《内经》言之夥[3]矣。自仲景《伤寒杂病论》不著燥气之文，后世无从窥测，谬陋之徒反倡燥火不为病之说。呜呼！聋聩塞途，圣道不彰，此医学之中衰欤？

其脉象则何如？《诊要经终论》曰：秋应中衡。王注：秋脉浮毛，轻涩而散，如秤衡之象，高下必平。《平人气象论》曰：秋胃微毛曰平。又曰：秋脉者，肺也，西方金也，万物之所以收成也，故其气来轻虚以平。来急去散，故曰浮，反此者病。又曰：平肺脉来，厌厌聂聂，如落榆荚，曰肺平，秋以胃气为本。病肺脉来，不上不下，如循鸡羽，曰肺病。死肺脉来，如物之浮，如风吹毛，曰肺死。此《素问》说秋金之脉之大概也。凡燥气之脉，类多轻涩，盖手太阴经气被阻，气化不能宣布之故。惟兼火及从热化者，内搏少阳、厥阴，间有弦数浮洪耳。

---

① 否：闭塞。《广雅·释诂一》："否，隔也。"

② 鬲（gé 阁）：通"膈"。《洪武正韵·陌韵》："膈，胸膈心脾之间，通作'鬲'。"

③ 夥（huǒ 火）：多。

其病候则何如？凡燥之伤人，首先入肺，次传于胃，或伤气分，或伤血分，或伤络脉。初起恶风寒，日晡发热，痰嗽胸痞，口渴不引饮，唇燥，舌或无苔而燥，或苔白如循沙板，此气分受邪也。或舌绛无苔而干，或苔白，舌心干绛，外则发热恶寒，内肤胁痛，或不痛而痹，喘促咳逆，甚则唾血，此气分连及血分也。或有胁肋膺乳掣引而疼，不得转侧，咳逆甚而血溢，此气血两伤连及络脉也。故燥病之始，当以伤气、伤血为大纲，或有气、血、络俱受者。要之，燥主秋收之令，近似寒湿，异于火热，间有候与火热相同，亦燥邪久著，血液内燔，形虽同于火热，实亦燥中之兼气、化气者耳。

脉候既明，再言治法。凡燥气为病，本气之外，当先辨其有无兼气之异。燥之初伤，太阴受邪，肺主皮毛，外邪内束，必恶寒无汗而烦躁。病在气分者，宜通燥达表法，轻则麻杏甘石汤，重则大青龙汤，此二方为治燥之祖方也。盖《内经》治燥，不外二义：一曰燥化于天，热反胜之，治以辛寒，佐以苦甘，即麻杏甘石汤之义也；一曰燥淫所胜，治以苦温，佐以酸辛，即大青龙汤之义也。阳明为燥金之气，受邪最易，故燥之初伤，往往肺胃相连。阳明主肌肉，其邪亦宜表解，治如前法。或夹有燥热者，轻则栀、豉、蒌[1]、薤，重则柴、葛、膏、黄，皆可参入，

① 蒌：指瓜蒌。

总以濡润表气为务。

燥气久羁，三焦弥漫，外证未解，里热又燔，或痛或痹，或结或利，此外邪收束太过，营卫两郁，水液不布，宜辛凉苦温合法，表里分解之，主以宣白化气汤方见《验案》中。其方即宣明桂苓甘露饮[1]加麻、杏辈，以燥邪久束，表气不濡，内结愈重，变病愈多，须内清伏燥，外疏经气，使痼结之邪仍从肺胃化气以出表也。

若始终在上焦气分者，痰嗽喘逆，胸结气壅，或水潴而不行，小青龙加石膏汤、栝蒌薤白半夏汤、射干麻黄[2]辈，皆可采取，惟不可纯用伤寒辛温之药，亦不可纯如温病辛凉之剂，必须辛、寒、温三义具备，方为合法也。

或有气、血、络俱受者，行气解结，如旋覆、香附、木香、葱白等，通络祛邪，如桑榆二皮、薏苡、茅根等，活血通痹，如苏木、桃仁、丹皮、牛膝等，皆可互参。惟行气不可过于辛烈，通络不可近于凝滞，活血不可偏于滋腻，总在香而不燥、清而不滋、活而不著为务。反此，恐外邪痼结而愈不解矣。

或有火热气胜，劫血伤阴，燥火交炽，表里干枯，如喻氏清燥救肺汤法者。若从外燥陷入，表证虽无，甘寒之中须寓辛寒，总以滋而不黏、活可通著为法。否则，热邪

---

① 宣明桂苓甘露饮：即桂苓甘露饮，方出《黄帝素问宣明论方》，因称。

② 射干麻黄：指射干麻黄汤，方见《金匮要略·肺痿肺痈咳嗽上气病脉证治》。

伤阴，混同温病三甲复脉之治，非治燥法也。

其有兼火、湿、寒之气为病者，偏于寒则寒燥凝合，宜辛温发散法，如麻、桂、柴、葛等类，偏于湿则燥湿更胜，宜散湿通燥法，如羌、防、芎、藿等类，偏于火则燥火合化，宜辛寒泄火法，如三石二黄地黄、大黄等类，皆可随病取用。以燥气之中含有火、湿、寒三气，故其病每有兼气治法，如辛、寒、温三义外，惟不可味过于苦，以苦能坚燥，最足羁留邪气，在所大忌也按《生气通天论》曰：味过于苦，脾气不濡，胃气乃厚。又《五藏生成篇》：多食苦，则皮槁而毛拔。又《灵枢·五味》篇：肺病禁苦。可见苦寒之味为燥证所大忌。惟传入中下二焦足厥阴肝、手阳明大肠者，则楝子、木通等亦可参用。若芩、连、黄柏辈，只可泄火燥湿，不能治燥，反能坚燥也。燥邪所以与伤寒、热病异者，伤寒初起在太阳，脉浮缓或浮紧，在阳明脉长大，热病内热而渴，脉必躁盛，燥邪脉多轻涩，燥而不渴，以此为别。病情既异，治法自殊。

凡燥之治，在表在气者，疏之散之也。初起而轻者，偏于热，如桑杏汤、桑菊饮类，偏于寒湿，如杏苏散、葱豉汤类；日久而重者，偏于热，如麻杏甘石类，偏于寒湿，如大小青龙类。其内连血分者，达之润之也。偏于热，麻杏甘石汤加桑、榆、栀、豉类，偏于寒湿，大小青龙加归、芍、丹皮类。或并及血络者，通之导之也。偏于热，加羚羊、地龙、瓜络类，偏于寒湿，加香附、葱白、木香类。其要仍不外麻杏甘石、大青龙二方相出入也。惟燥火偏胜，表里俱热者，则清之滋之，如清燥救肺汤加冬、地、三石之类也。不嫌冗复，详申其义。夫大匠诲人以规矩[①]，苟明其故，则临病变化，活法在人，此亦荃蹄[②]之寄耳。

夫燥气之学，自《内经》以来沉霾[③]二千余年，未有能抉其蕴者。历观宋元以后言燥气者，非混于寒湿，即混于火热。其混于寒者，以燥为寒之始，与寒相似，每无区别；其混于湿者，以阳明之上，燥气治之，中见太阴，而阳明从中，以中气为化，更易相混；其混为火热者，以干燥枯涩，皆由热甚，风火热胜湿，所以为燥也。且有风、热、燥三气并举而与水、寒、湿作对化者。凡此之类，屡见不一，不知《内经》六气、《伤寒》六经，原各自别，岂得混淆？无如异说纷纭，标准不立，遂使学者如盲执炬，夜行穷谷[④]，茫乎无所依归。故往往古人有治燥之良法良方，反散入于寒湿、伏暑、热病等类。缘当时燥义未明，泾渭不别，虽有著论，或语焉不详，或辨之转昧，遂致千古疑窦无人揭破。善之生也，幸值燥金之运，又逢燥气之病，于是穷究经言，旁征往哲，于燥气真义实能抉别群盲，自开生面。此一得之愚，绝非臆造，其理皆《灵

① 大匠诲人以规矩：典出《孟子·告子上》。大匠，造诣极高的工匠。

② 荃蹄：捕鱼的笱（gǒu 苟）和捕兔的网，喻使用的方法。典出《庄子·外物》。

③ 沉霾：湮没。

④ 穷谷：深谷。

枢》《素问》所昭著也，其法皆《伤寒》《金匮》所悉备也。非敢负祖述岐黄、宪章仲景[1]之识，然披沙炼金[2]，超轶[3]凡辈，区区之心，可为天下后世之所共谅焉。

① 祖述……仲景：遵循岐黄之道，效法仲景之法。此仿《礼记·中庸》"仲尼祖述尧舜，宪章文武"句式。

② 披沙炼金：拨沙选金。《史通·直书》"炼"作"拣"，是。

③ 超轶：超越。

附录

灵素节要不涉燥气者不录

秋伤于湿，上逆而咳《生气通天论》。王注：湿，谓地湿气也。秋湿既胜，冬水复生，水来乘肺，故咳逆病生。

秋伤于湿，冬生咳嗽《阴阳应象大论》。《灵枢·论疾诊尺》篇语同。

西风生于秋，病在肺，俞在肩背《金匮真言论》。

燥胜则干《阴阳应象大论》。王注：燥胜则津液竭涸，故皮肤干燥。

阳明终者，口耳[1]动作，善惊妄言《诊要经终篇》。

秋应中衡王注：秋脉浮毛，轻涩而散，为秤衡之象，高下必平。

肺脉搏坚而长，当病唾血王注：脉[2]虚极则络逆，逆则血溢，故唾血也。其耎[3]而散者，当[4]病灌汗，至令[5]不复发散也汗泄玄府，津液奔凑，寒水灌洗，皮蜜[6]汗藏，因灌汗藏，故言灌

---

① 口耳：《素问·诊要经终论》作“口目”。

② 脉：《素问·脉要精微论》作“肺”。

③ 耎（ruǎn 软）：软。《汉书·王吉传》颜师古注：“耎，柔也。”

④ 当：原脱，据《素问·脉要精微论》补。

⑤ 令：原作“今”，据《素问·脉要精微论》王冰注改。

⑥ 蜜：同“密”。清代毛奇龄《故明户部尚书原任广东布政使司左布政使姜公墓碑铭》：“见事敏而虑事蜜，艰巨不沮。”

汗至令[①]不复发散也。灌，谓灌洗，盛暑多为此也。

秋胃微毛曰平《平人气象论》。

平肺脉来，厌厌聂聂[②]，如落榆荚，曰肺平，秋以胃气为本。病肺脉来，不上不下，如循[③]鸡羽，曰肺病。死肺脉来，如物之浮，如风吹毛，曰肺死。

秋脉者肺也，西方金也，万物之所以收成也，故其气来轻虚以浮，来急去散，故曰浮。反此者病。

肺病者，喘咳逆气，肩背痛，汗出，尻阴股膝髀腨胻足皆痛，虚则[④]少气不能报息[⑤]，耳聋嗌干《藏气法时论》。

肺色白，宜食苦，麦[⑥]、羊肉、杏、薤皆苦。

不得卧而息有音者，是阳明之逆也《逆调[⑦]论篇》。

夫起居如故而息有音者，此肺之络脉逆也。络脉不得随经上下，故留经而不行，络脉之病人也微，故起居如故而息有音也。夫不得卧，卧则喘者，是水气之客也。夫水者，循津液而流也，肾者主水，主津液，主卧与喘也。

是故刺毫毛腠理无伤皮，皮伤则内动肺，肺动则秋病

---

① 令：原作“今”，据《素问·脉要精微论》王冰注改。

② 厌厌聂聂：浮薄而轻虚貌。

③ 循：通“揗”，抚摩。《说文通训定声·屯部》：“循，叚借为‘揗’。”

④ 则：此下原衍“不”字，据《素问·藏气法时论》删。

⑤ 报息：连续呼吸，即正常呼吸。报，重复。

⑥ 麦：原作“参”，据《素问·藏气法时论》改。

⑦ 逆调：此二字原倒，据《素问·逆调论》篇名乙正。

温疟，泝泝然[①]寒热[②]《刺要篇》。

是故百病之始生也，必先于皮毛，邪中之则腠理开，开则入客于络脉，留而不去，传入于经；留而不去，传入于府，廪[③]于肠胃。邪之始于皮也，泝然起毫毛，开腠理《皮部论》。

帝曰：秋取经俞，何也？岐伯曰：秋者金始治，肺将收杀，金将胜火，阳气在合，阴气初胜，湿气及体《水热穴论篇》。

秋气在皮肤，秋者天气始收，腠理闭塞，皮肤引急《四时刺逆从论》。

岁金太过，燥气流行，肝木受邪，民病两胁下少腹痛，目赤痛眦疡，耳无所闻。肃杀而甚，则体重烦冤，胸痛引背，两胁满，且痛引少腹，上应太白星[④]。甚则喘咳逆气，肩背痛，尻阴股膝髀腨胻[⑤]足皆病，上应荧惑星[⑥]。收气峻，生气下，草木敛，苍干凋陨，病反暴痛，胠胁不可反侧，咳逆甚而血溢。太冲绝者，死不治，上应太白星《气交变大论》。

岁火太过，炎暑流行，肺金受邪，民病疟，少气咳

---

① 泝泝然：恶寒貌。又，"泝泝"原作"沂沂"，据《素问·刺要论》改。

② 寒热：《素问·刺要论》作"寒栗"。

③ 廪（lǐn 凛）：郁结。

④ 太白星：金星。

⑤ 胻：原脱，据《素问·气交变大论》补。

⑥ 荧惑星：火星。

喘，血溢血泄注下，嗌燥耳聋，中热，肩背热。

岁木不及，燥乃大行，生气失应，草木晚荣。肃杀而甚，则刚木辟著[①]，柔萎苍干，民病中清，胠胁痛，少腹痛，肠鸣溏泄，凉雨时至，复[②]则炎暑流火，湿性燥，柔脆草木焦槁，下体再生，华实齐化，病寒热疮疡，疿疹痈痤。

西方生燥，燥生金，其德清洁，其化紧敛，其政劲切，其令燥，其变肃杀，其灾苍陨[③]。

阳明司天，燥气下临，肝气上从，苍起木用而立，土乃眚[④]，凄沧数至，木伐草萎，胁痛目赤，掉振鼓栗[⑤]，筋痿不能久立，暴热至，土乃暑，阳气郁发，小便变，寒热如疟，甚则心痛，火行于槁，流水不冰，蛰虫乃见《五常政大论》。

阳明在泉，湿毒不生，其味酸，其气湿，其治苦辛甘。

太阴在泉，燥毒不生，其味咸苦[⑥]，其气热，其治甘咸。

金郁之发，天洁地明，风清气切，大凉乃举，草树浮烟，燥气以行。霿雾数起，杀气来至，草木苍干，金乃有声。故民病咳逆，心胁满引小腹[⑦]，善暴痛，不可反侧，

---

① 辟著：《素问·气交变大论》王冰注：“辟著，谓辟著枝茎，干而不落也。”
② 复：原作“夏”，据《素问·气交变大论》改。
③ 苍陨：（草木）苍干而凋落。
④ 眚（shěng 省）：灾害。
⑤ 栗：原作“慄”，据《素问·五常政大论》改。
⑥ 苦：《素问·五常政大论》无此字。
⑦ 小腹：《素问·六元正纪大论》作“少腹”。

嗌干面尘色恶《六元正纪大论》。

阳明司天之政，气化运行后天，天气急，地气明，阳专其令，炎暑大行，物燥以坚，淳风乃治，风燥横行，流于气交，多阳少阴，云趋雨府，湿化乃敷，燥极而泽，民病咳，嗌塞，寒热发，暴振溧[1]癃闷，清先而劲，毛虫乃死，热后而暴，介虫乃殃。其发躁，胜复之作，扰而大乱，清热之气，持于气交。

初之气，地气迁，阴始凝，气始肃，水乃冰，寒雨化，其病中热胀，面目浮肿，善眠，鼽衄嚏欠呕，小便黄赤，甚则淋。

二之气，阳乃布，民乃舒，物乃生荣，厉[2]大至，民善暴死。

三之气，天政布，凉乃行，燥热交合，燥极而泽，民病寒热。

四之气，寒雨降，病暴仆振栗，谵妄少气，嗌干引饮，及为心痛痈肿、疮疡疟寒之疾，骨痿血便。

五之气，春令反行，草乃生荣，民气和。

终之气，阳明[3]布，候反温，蛰虫来见，流水不冰，民乃康平，其病温。

---

① 振溧（lì 栗）：寒栗。溧，寒貌。

② 厉：同“疠”，灾疫。《诗经·大雅·瞻印》：“孔填不宁，降此大厉。”毛传：“厉，恶也。”

③ 阳明：《素问·六元正纪大论》作“阳气”。

金郁泄之王注：泄，谓渗泄之，解表、利小便也。仝上[①]。

阳明所至为清劲，时化之常也；为司杀，府为庚苍，司化之常也；为收，为雾露，气化之常也；为燥生，终为凉，德化之常也；为介化，德化之常也；为坚化，布政之常也；为散落温，气变之常也；为烟埃，为霜，为劲切，为怆鸣[②]，令行之常也；为浮虚，病之常也，为鼽尻阴股膝髀腨胻足病[③]，病之常也，为皴揭[④]，病之常也，为鼽唾[⑤]，病之常也。燥胜则干仝上。

阳明司天，其化以燥《至真要大论》[⑥]。

阳明司天为燥化，在泉为辛化，司岁[⑦]为素化，间气为清化仝上。

岁阳明在泉，燥淫所胜，则霿雾清溟[⑧]。民病喜呕，呕有苦，善太息，心胁痛，不能反侧，甚则嗌干面尘，身无膏泽，足外反热。

燥淫于内，治以苦温，佐以甘辛，以苦下之王注[⑨]：温

---

① 仝上：同上。仝，同“同”。《广韵·东韵》：“仝，‘同’古文，出《道书》。”

② 怆鸣：《素问·六元正纪大论》作“凄鸣”。

③ 病：原脱，据《素问·六元正纪大论》补。

④ 皴揭：《素问·六元正纪大论》作“皱揭”。

⑤ 唾：《素问·六元正纪大论》作“嚏”。

⑥ 《至真要大论》：“至”原作“玉”，据《素问》篇名改。

⑦ 司岁：《素问·至真要大论》作“司气”。

⑧ 清溟：《素问·至真要大论》作“清暝”。

⑨ 注：原作“北”，据文义改。

利凉性，故以苦治之，使不得也[1]。《新校正》[2] 云：按《藏气法时论》曰：肺苦气上逆，急食苦以泄之，用辛泻之，酸补之。又，按下文司天燥淫所胜，佐以酸辛，此云甘辛者，甘字疑当作酸。《六元正纪大论》[3] 云下酸热，与苦温之治又异。又云：以酸收之而安其下，甚则以苦泄之也。

帝曰：天气之变何如？岐伯曰：阳明司天，燥淫所胜，则木乃晚荣，草乃晚生，筋骨内变，民病左胠胁痛，寒清于中，感而疟，大凉革候，咳，腹中鸣，注泄鹜溏，名木敛，生菀于下，草焦上首，心胁暴痛，不可反侧，嗌干面尘，腰痛，丈夫㿗疝，妇人少腹痛，目眛[4]眦疡，痤疮痈，蛰虫来见，病本于肝。太冲绝，死不治。

燥淫所胜，平以苦湿，佐以酸辛，以苦下之。

燥司于地，热反胜之，治以平寒，佐以苦甘，以酸平之，以和为利王注：燥之性恶热，亦畏寒，故以冷热和平为方制也。善按：此注最精于治燥邪，以此为诸方之祖。又按：此篇诸条无“以和为利”句，独燥有之，故王注云云。

帝曰：其司天邪胜何如？岐伯曰：燥化于天，热反胜之，治以辛寒，佐以苦甘。

六气相胜何如？阳明之胜，清发于中，左胠胁痛，溏

---

① 使不得也：《素问·至真要大论》王冰注作“下，谓利之使不得（燥结）也”十字，是。

② 《新校正》：北宋校正医书局高保衡、林亿等在唐代王冰《黄帝内经素问注》基础上对《素问》重予校订，凡校注称“新校正”。

③ 《六元正纪大论》：“六”原作“天”，据《素问》篇名改。

④ 眛（mèi 妹）：目不明。

泄，内为嗌塞，外发㿗疝，大凉肃杀，华英改容，毛虫乃殃，胸中不便，嗌塞而咳。

阳明之胜，治以酸温，佐以辛甘，以咸泻之①。

阳明之复，清气大举，森木苍干，毛虫乃厉，病生胠胁，气归于左，善太息，甚则心痛否满，腹胀而泄，呕苦咳哕，烦于心，病在鬲中，头痛，甚则入肝，惊骇筋挛。太冲绝，死不治。

阳明之复，治以辛温，佐以苦甘，以苦泄之，以苦下之，以酸补之。

阳明司天，清复内余，则咳衄嗌塞，心鬲中热，咳不止，白血出者，死王注：白血，谓咳出浅红色血，似肉似肺者。

阳明在泉，客胜则清气动下，少腹坚满而数便写②，主胜则腰重腹痛，少腹生寒，下为鹜溏，则寒厥于肠，上冲胸中，甚则喘，不能久立。

金位之主，其泻以辛，其补以酸。

阳明之客，以酸补之，以辛泻之，以苦泄之。

六气之胜，何以候之？岐伯曰：乘其至也，清气大来，燥之胜也，风木受邪，肝病生焉。热气大来，火之胜也，金燥受邪，肺病生焉。有胜之气，其必来复也。

其脉至何如？阳明之至短而涩。

阳明厥阴，不从标本，从乎中也。

---

① 以咸泻之：《素问·至真要大论》作“以苦泄之”。

② 写：同“泻”。《说文解字注·宀部》：“写，俗作‘泻’。”

故阳之动，始于温，终[1]于暑；阴之动，始于清，终[2]于寒。

阳明之主，先辛后酸。

诸气膹郁，皆属于肺；诸痿喘呕，皆属于上王注：上，谓上焦心肺也。

手太阴气绝则皮毛焦，太阴者，行气温于皮毛者也，故气不荣则皮毛焦，皮毛焦则津液去皮节，津液去皮节者则爪枯毛折，毛折者则毛先死《灵枢·经脉》篇。

荣气之道，内谷为宝。谷入于胃，乃传之肺，流溢于中，布散于外，精专者行于经隧，常荣无已，终而复始《营气》篇。

邪在肺，则病皮肤疼，寒热，上气喘，汗出，咳动肩背《五邪》篇。

肺主为哕，取手太阴[3]《口问》篇。

故肺病者，喘息鼻张[4]《五阅五使》篇。

肺病禁苦《五味》篇。

风从西方来，名曰刚风，其伤人也，内舍于肺，外在于皮肤，其气主为燥《九宫八风》篇。

---

① 终：《素问·至真要大论》作“盛”。
② 终：《素问·至真要大论》作“盛”。
③ 手太阴：《灵枢·口问》此下有“足少阴”三字。
④ 张：《灵枢·五阅五使》作“胀”。

附燥气验案

清·陈葆善　撰
清·陈　准　辑
于辉瑶　校注

湫漻斋燥气验案例言

燥气发病之理及治法方义，已详《燥气总论》中，宜相参阅。

所录诸案，虽最浅近，必有要义，不取重复。间有连类而书者，必有互相发明之处。不然，燥邪初伤太阴，以麻杏甘石及大青龙汤等方治验者，指不胜屈，笔难殚述，如逐日门诊簿然，何足为贵?

所录诸案，意在独抒心得，不拾陈言。其专用俞氏、吴氏、沈氏诸法治验者，诸家之书具在，自可寻绎，无烦再赘，故仅于卷末附录数则，以备门法。

自丁酉以迄辛丑[1]，其间相距实仅五载，故《内经》燥气发病之目，间有未备。

所录诸案，间有当时苦无存稿，约略追忆者，所列证候药味，不无稍异，然大致仍旧，实无任意增减[2]，强题就我之弊。

自来所传医案，自以喻氏之《寓意草》为最精叶氏《临证指南》亦多精义，唯乱头粗服[3]，未经修饰，当时若删去六七，

---

① 丁酉以迄辛丑：清光绪二十三年（1897）至二十七年（1901）。

② 减：原作“灭”，据文义改。

③ 乱头粗服：不修仪容服饰，此处形容杂乱无章。

仅存三四，再得先生自加笔削①，其精审当不在喻氏下，然议论间涉肤泛，笔墨亦多缘饰②，如所载某戴阳一案，实因过服麻黄，肺气被伤而上逆，故面赤头汗而喘，服人参得效，若真戴阳症，内伤宜用张氏③之六味回阳饮及贞元饮等，类伤寒则直需仲圣四逆辈，岂人参所能为力？先生案中直至末节始伸明其故，善读书者自能知其所以然。愦愦者读之，鲜不谓人参为治戴阳之要药，岂非著书反足以误后学耶？大概著书家矜奇眩异，自鸣得意者，往往犯此大弊。故此编所叙脉、因、症、治悉从质实，不敢自眩神奇，贻误后学。

引用诸方，其分两多意为增减，盖病源有不同也。况吾瓯④为东南极边之地，水土浅薄，其民肌肉疏松，故发散如麻、桂等味，尤难重用，若西北水深土厚者，自宜量为加重可也。

---

① 笔削：修订。典出《史记·孔子世家》。

② 缘饰：文饰。

③ 张氏：指张介宾。此下六味回阳饮方见《景岳全书》卷五十一，用人参、制附子、炮干姜、炙甘草、熟地、当归身六味，治“阴阳将脱等证”。贞元饮亦见《景岳全书》卷五十一，用熟地黄、炙甘草、当归三味，治“气短似喘，呼吸促急，提不能升，咽不能降，气道噎塞，势剧垂危者”。

④ 瓯：水名，由温州入海，后用为温州的别称。

刘序

汉医淳于意操其术以治病，切脉望色，决顺逆死生，百不失一。史迁[①]条其治验者，详著于传。自是史官多仿其体作名医传，而名医亦复自著其治验以为医案，其尤善者如喻嘉言之《寓意草》，先议病，次用药，次为治验，必反覆[②]推明其所以然，非他家医案泛言某病用某药愈者比也。瑞安陈氏，世以医术名。栗盦先生善承家学，因《内经·阴阳应象大论》及《生气通天论》脱“秋伤于燥”一节，治法不传，吴氏[③]《温病条辨》虽本喻氏、沈氏之说，略示门径，然未有专书，乃研精覃思[④]，力辟奥窔[⑤]，著《燥气总论》，以发其端，即本其所得以治病。有《燥气验案》二卷，其议病，根据《内经》，凭证切脉，洞见垣一方[⑥]。其用药，本诸仲景祖方，加减损益，随时应变，各有妙理。既已治验，又复反覆推明其所以然，体例略如喻氏《寓意草》，而质实不加缘饰，则又喻氏所不及

---

① 史迁：即司马迁。司马迁曾任太史令，因称。

② 反覆：反复。覆，重复。

③ 吴氏：指吴鞠通，名瑭，清代淮安人，著有《温病条辨》六卷。

④ 覃（tán 谈）思：深思。覃，深入。

⑤ 奥窔（yào 药）：也作“窔奥”，深奥。参见《燥气总论》徐叙“窔奥”条注。

⑥ 洞见垣一方：谓洞察疾病的症结。典出《史记·扁鹊仓公列传》。

也。哲嗣绳夫邮寄原稿，嘱为弁言[①]。余惟[②]宋元以来言医者，多祖述仲景，惟钱氏乙能得其心法，谓肝有相火，则有泻而无补，肾为真水，则有补而无泻，实抉《内经》之秘[③]。嗣是，刘河间、李东垣诸家，或泻或补，各信所见，皆一偏之论也。先生承其家学，谓六经、三焦、气血营卫当汇通为一，始得医学之正，斯度[④]尽救世金针[⑤]也夫。

岁在癸亥[⑥]醉司命日[⑦]吴兴刘承干[⑧]谨序

---

① 弁（biàn 变）言：序文。

② 惟：思。

③ 钱氏乙能得其心法……实抉《内经》之秘：语见《医学正传》卷一引宋濂说。

④ 度：给予。

⑤ 金针：秘诀。唐代冯翊子子休《桂苑丛谈》载郑侃之女采娘得到织女所赠金针，从此针黹奇巧，后称秘诀为“金针”。

⑥ 癸亥：指1923年。

⑦ 醉司命日：宋代孟元老《东京梦华录》卷十载“（十二月）二十四日交年……以酒糟涂抹灶门，谓之醉司命”，后因称农历十二月二十四日为“醉司命”。

⑧ 刘承干：浙江吴兴（今湖州）人，近代藏书家与刻书家。

湫漻斋燥气验案

林良叔茂才伤燥治验案

同邑林茂才[1]良叔，于秋冬间得感冒，病头痛恶风，微发热，虽无痛苦，而四体异常困重。医者以为湿温也，治以辛开苦降及淡渗法，旬日不愈，而诸候亦无增减。时予自郡分院[2]归，即来延诊。初予在郡，连治二症不效，心颇疑之，以其症历时已久，舌正光绛，无苔无津，神气尚清晰，无大痛苦，唯日暮身微热，以温病法应用甘咸寒育[3]阴清热无疑，何以连治不验？意谓风气或有转变矣。及诊是病，六脉几有散乱之象，按之如循毛羽而却不浮按《脉要精微论》：秋应中衡。王注：秋脉浮毛，轻涩而散，如秤衡之象。又，秋日下肤。王注谓：随阳气之渐降。《平人气象论》：病肺脉来，不上不下，如循鸡羽，曰肺病。可见肺病之脉亦有不浮者，舌燥如循沙板而却纯白，不引饮。与前二症对勘，更可诧异。盖前症舌燥光绛，尚可指为温病延入中下二焦，销铄真阴，而此症则舌虽燥不绛，且苔纯白，决无如此温热伤津之理，几不解为何症。嘱暂停药，且俟归家详思病源治

---

① 茂才：秀才。

② 郡分院：指利济医院在温州所设分院。清光绪十一年（1885），陈虬与陈葆善等在瑞安创建利济医院。光绪二十一年（1895），利济医院在温州设分医院。

③ 育：原作“盲”，据文义改。

法。至夜午，始恍然大悟为燥伤肺经，金气不布之故。次日复诊，询其起病时背独恶寒否，病者言微，特起病时至今总觉背恶寒，甚时引衣被以枕之。盖燥气必首伤手太阴肺经，同气相求也，而背又为肺之俞，故独恶寒甚，恰合《素问·金匮真言篇》“西风生于秋，病在肺，俞在肩背”之义，且合《气交变大论篇》“岁木不及，燥气流行，上胜肺金，白气乃屈”之言也。遂用仲师麻杏甘石汤，命其煎服，日晡时服药，片时许即得汗。至漏三四下①，汗出如雨，被褥皆湿，舌随生津，神亦清爽，病遂若失。此方本仲师治伤寒太阳经寒邪未罢而太阴阳明已渐化燥之方，今移以治燥气初伤肺金，恰合《素问》辛凉苦甘之旨②方解见《燥气论》。盖悟伤燥之理及麻杏石甘汤、大青龙为治燥气之主方，实自此症与何寿钤之症始。

何寿钤伤燥服苦寒药过多改用辛凉苦温治验案

姻侄何寿钤，与林茂才同时感冒，服清凉苦寒药十余剂，不效。素患痰嗽，至是愈甚，且有喘喝③之象，身热恶风，日晡时谵妄狂越，口渴引饮，舌苔灰浊，尖红燥起刺，正圆如钱许，四肢时觉厥冷。予既治林茂才症获效，

① 漏三四下：约凌晨三时至七时。漏，漏壶，古时记时器。

② 《素问》辛凉苦甘之旨：《素问·至真要大论》：“燥化于天，热反胜之，治以辛寒，佐以苦甘。”

③ 喘喝：气喘有声。《素问·生气通天论》：“烦则喘喝。”王冰注：“喝，谓大呵出声也。”

审悉此症亦起伤燥，唯服苦寒药过多，病势固结不解，非如林茂才病可以猝效。遂以麻杏石甘汤为主，参以辛凉苦温大化痰火之味，如鲜射干汁、鲜莱菔汁、鲜石菖蒲汁，及西洋参、蒌、贝、枳、橘、竺[1]、茹等味，服近十剂，诸候渐减，而舌尖之燥总未滋润，痰嗽寒热亦未肃清。细思其故，实因未得大汗，心下潴蓄之水无所宣泄，故心火肺气不能下降旁达也。遂改用大青龙合麻黄二越婢一汤[2]，加宣气化痰之味，如鲜射干、莱菔诸汁，及橘、半之类，一剂即得大汗，舌燥渐滋，口渴止而痰愈多。后以《金匮》之小青龙加石膏汤，再稍加辛凉之味，痰嗽止而效。此症本与林茂才无异，以过服苦寒药，故收效较缓。按《内经》治燥病，本有二义：一则曰燥化于天，热反胜之，治以辛寒，佐以苦甘[3]，如麻杏甘石汤是；一则曰燥淫所胜，治以苦温[4]，佐以酸辛，如大小青龙是。此症燥湿更胜[5]，故须参合二意，方能中病按：《六元正纪大论》：五之气，燥湿更胜。若苦寒则性味坚燥而内敛，适足以羁留邪气而助其收降之势，正失《内经》燥者濡之之义见《至真要大论》。又，《生气通天论》：味过于苦，脾气不濡，胃气乃厚。又，《五藏生

① 竺：天竺黄。

② 麻黄二越婢一汤：按《伤寒论》无此方名，当是“桂枝二越婢一汤”。又，“婢”原作“脾”，据《伤寒论·辨太阳病脉证并治》改。

③ 燥化于天……佐以苦甘：参见前何寿龄伤燥服苦寒药过多改用辛凉苦温治验案“《素问》辛凉苦甘之旨”条注。

④ 治以苦温：《素问·至真要大论》作“平以苦湿”。

⑤ 更胜：交替亢逆。

成篇》：多食苦，则皮槁而毛拔。可见苦寒之味实燥症所大忌。虽本经[①]亦有以苦下之之言，必须邪气传入中下二焦，如手阳明大肠、足厥阴肝诸处，乃可竟用大黄、楝子合苦温酸辛等味以下之，如李东垣先生之润燥汤[②]，方为合法。盖大黄虽亦苦寒，而性实荡泄，非如芩、连专治肠澼泄利，有坚燥之弊也。此症虽经延误，使邪气内郁，然始终在上焦心肺之间，故仍用大辛凉合苦温法导之出表也。

沈孝廉秋月感冒过服辛香药助燥以辛凉苦甘法获效验案并附录柯韵伯麻黄升麻汤论辨

沈孝廉桐轩[③]，于秋月患感冒，病头疼，身微寒热，舌灰，脉轻涩。守服某医辛开淡渗药，如草果、法夏、活石[④]、苡米、藿香、通草等味，半月不得汗，不寐，小便涩少，点滴如癃，始来延予诊之。细详脉候，颇近湿温，唯湿温治法不在发汗，当以清利小便为主，何以服辛开淡渗药如许剂不效，而小便反短涩？遂为疏案处方，参用辛开苦降兼养心法，大旨言心与小肠相表里，而汗为心液，欲得汗出，小[⑤]便清长，必先使其得寐。方用吴氏加减泻

---

① 本经：指《素问》。

② 润燥汤：方见《兰室秘藏》卷下，用升麻、生地黄、熟地黄、当归梢、生甘草、大黄、桃仁泥、麻仁、红花九味，治大便结燥。

③ 沈孝廉桐轩：即沈凤锵，字子箴，号桐轩，瑞安人，光绪八年（1882）举人。孝廉，明清时对举人之称。

④ 活石：疑为“滑石”。

⑤ 小：原作“少”，据文义改。

心汤[①]意，半夏、人参用高丽参、生姜汁、黄芩、水连[②]、益元散、连心连轺[③]、赤小豆、竹叶等味，一剂辄得寐。继服数剂，反无效，小便如昨，且不得汗，而病者自言前服草果过多，口鼻间时闻辛烈之气，且言某医王姓者初与羚羊等味，夜间稍安，次日覆诊，因其舌见灰苔，自悔用药过柔，亦改用辛开淡渗法，愈不效。予习见凡平日饮酒者，往往苔多灰黑，因详询平日有无饮酒，孝廉言间饮[④]，遂决为平素本苔，改从燥伤肺胃气分着想，方用竹叶石膏汤去粳米、麦冬，加桑叶、杏仁、生姜、莱菔汁。案中大旨，言作汗虽由于心，必假道于肌肉皮毛而始达。肺合皮毛，阳明主肌肉，石膏色白入肺，味甘入胃，气辛能发散，性寒能清燥，用之得宜，实有作汗之妙用。此症过服辛燥之药，肺胃气分实已受伤，皮毛肌肉有郁结不能松疏之弊，必得大辛凉之味以滋养疏达之，方能作汗。金气一布，小便自当清长，病机亦渐能外达，故石膏尤为此病对

---

① 吴氏加减泻心汤：吴氏即吴鞠通，其《温病条辨》有人参泻心汤、加减人参泻心汤、人参泻心汤加白芍方、半夏泻心汤去干姜甘草加枳实杏仁方、半夏泻心汤去人参干姜甘草大枣加枳实生姜方、加减泻心汤等方。

② 水连：《本草纲目拾遗》卷三载水黄连，称“川中一种黄连，生于泽旁，周身有黄毛如狗脊毛状，名水黄连，颇细小，医家不知用，市人以之伪充真川连出售，惟祝氏效方用之”，未知是否即此。

③ 连轺（yáo 遥）：连翘根。

④ 间饮：偶尔饮酒。间，间或。

症之要药。仲圣以此汤治病后虚羸少气，更以竹皮大丸[①]为安中益气之用，而孙真人[②]《千金方》无比山药丸[③]，言欲求体大肥者，加敦煌石膏，其故可思矣。或曰：自来有无汗忌石膏[④]之言，何子反言为能作汗？请道其详，以解惑焉。予释之曰：古人善用石膏而能极其变化者，《千金》一书，莫可枚举。姑就《伤寒论》而言，伤寒中用石膏者，曰麻杏石甘汤、大青龙汤、麻黄升麻汤，此三方虽用石膏，皆合麻、桂，其能发散可知矣。竹叶石膏汤，伤寒解后，以此为调养肺胃之阴气，以复津液此言本之灵胎先生[⑤]。不必发汗，而苟有余邪未清，既用竹叶石膏辛凉之味，不难使其作汗而外达，况佐以辛开降逆之半夏，虽滋养而仍寓开阖之义。兹复臣以桑、杏、姜汁、莱菔汁，去麦冬、粳米，恰合辛凉苦温之旨，尚虑其不能作汗耶？唯白虎汤，则纯是阳明经化燥之方，毫无未尽之寒邪，大有烁津之势焰，故佐以留中养胃之粳米、甘草、知母，使非

---

① 竹皮大丸：方见《金匮要略·妇人产后病脉证治》，用生竹茹、石膏、桂枝、甘草、白薇五味，能“安中益气”，治“妇人乳中虚，烦乱呕逆”。

② 孙真人：即孙思邈。宋徽宗曾追封孙思邈为“妙应真人”，后世因称“孙真人”。

③ 无比山药丸：方见《备急千金要方》卷十九，原名“无比薯蓣丸”，用薯蓣（即山药）、苁蓉、五味子、菟丝子、杜仲、牛膝、泽泻、干地黄、山茱萸、茯神、巴戟天、赤石脂十二味，治“诸虚劳百损”。

④ 无汗忌石膏：《临证指南医案》卷十：“热甚烦渴，用石膏辛寒解肌，无汗忌用。”

⑤ 灵胎先生：即徐大椿，清代医家，字灵胎，吴江（今属苏州）人，著有《难经经释》《医学源流论》《伤寒论类方》等。

大渴、大汗、脉洪大者，断不可轻用。故鄙谓无汗不得用白虎，并非不得用石膏。盖石膏本有辛味，佐以粳米、甘草，始化辛寒为甘寒矣。读古人书，必须细加体验，自出心裁，岂可以耳为目，人云亦云耶？此方服后，辄得大汗。再稍加减，续服二剂，小便渐清长，遂转为疟，寒热平均，得汗既多且易。后因予病，不能赴诊，调理月余而痊愈。当疏此按时，心颇自得，归以告蛰庐先生。先生言：历观古人诠发石膏，无此深切之语，盍[①]稍加润饰，登之《学堂报》，以与海内通人相质证？予病未果，至是姑志其略，以为异日学力之考镜焉。

再按：麻黄升麻汤[②]实仲师极尽变化之方法，离合神奇，不可方物[③]，而义法森严，丝丝入扣，所谓百变而不离其宗者也，非医中之圣，曷克臻此？柯韵伯谓此汤大谬，疑为王叔和窜入[④]，固未为知言[⑤]。即灵胎先生言病症之杂，药味之多，古方所仅见，亦岂真悉此汤之精义耶？兹略释如下，以订柯氏之失，且以质天下之读《伤寒》者。

---

① 盍（hé 河）：何不。

② 麻黄升麻汤：“升麻”下原衍“黄”字，据《伤寒论·辨厥阴病脉证并治》及下文附录方名删。

③ 不可方物：不能分辨，难以描述，此谓妙不可言。典出《国语·楚语下》。

④ 此汤大谬……王叔和窜入：《伤寒附翼》卷下：“六经方中有不出于仲景者。合于仲景，则亦仲景而已矣。若此汤，其大谬者也。”

⑤ 知言：有识之言。典出《左传·襄公十四年》。

《伤寒论》曰：伤寒六七日，大下后，寸脉沉而迟，手足厥逆，下部脉不至，咽喉不利，唾脓血，泄利不止者，为难治，此汤主之方列后。按伤寒六七日，传经当遍；大下后，中气已伤，外邪内陷；寸脉沉而迟，寸脉，上焦心肺脉也，沉而迟，乃邪气内郁，致伤营卫，故脉不能滑利流通柯氏既知寸为阳，主上焦，而又言沉而迟，既无阳，沉为在里，则不当发汗，迟为藏寒，则不当清火，岂非误将上焦之脉而为下部耶？不然，何仲师复有下部脉不至之言耶？真失之毫厘，谬以千里也。按《金匮·黄疸病症篇》，言寸口脉浮而缓，浮则为风，缓则为痺，痹非中风[①]，瘀热以行。又曰：脉沉，渴欲饮水，小便不利者，皆发黄。尤[②]注：脉沉者，热难外泄[③]。缓与迟义相近，可见沉缓之脉亦有瘀热症，非全是脏寒无阳也；咽喉不利，唾脓血，脓血二字最宜着眼，确是上焦心肺瘀热郁结，气血两伤之的候。柯氏言是上焦之虚阳无依而将亡，故扰乱云云，忽上忽下，真不知其何谓也。至手足厥逆，下部脉不至，泄利不止，始言邪气传入中焦，太阴脾土受病，有元阳下溜之象柯氏言元阳已脱亦非，若已脱则直不治矣，何难治之有。观方中不用附子，仅用姜、术、苓、草，可知邪气并未及下焦少阴。其不用人参者，以人参虽同补五脏，则必先入实肺，今肺中瘀热未

---

① 痹非中风：《金匮要略·黄疸病脉证并治》此下有“四肢苦烦，脾色必黄”八字。

② 尤：指尤怡，清代医家，字在泾，号拙吾，别号饮鹤山人，著有《伤寒贯珠集》《金匮要略心典》《医学读书记》等。

③ 脉沉……热难外泄：语出《金匮要略心典》卷下。

清，故不用。此仲师之心法也。大概此症表未解而误大下，邪气内陷，郁于上为心肺之瘀热，传于中为脾土之虚寒徐氏言上热下寒[①]，颇近是。既须解郁清热养血，又须固脱温中，且须由太阴之地挽回阳气，以上通于表也，故曰难治。难治者，非不治也。方中麻黄、桂枝两解心肺营卫之结气，使邪外达观方后服法言三服尽令汗出可知；当归、白芍有养血去瘀生新之功，石膏、知母、黄芩有清热润燥之用，玉竹、天冬能润心肺而去脓血。凡此皆治上焦邪结瘀热药也，盖瘀热既伤营卫而为脓血，非得清润辛凉，两调气血，则麻、桂不能收解表之效，而脓血亦永无复清之时矣。此中最有精义，当与西书[②]言心肺发血之理参互考订其理颇详于吴茂才母验案中。姜、术、苓、草，则为温中固脱，治中焦虚寒药也；升麻一味，直欲使内陷之元气挽以上达，且有佐麻、桂火郁则发之之义。无一味虚设，且无一味不入扣，岂后人识力所能到顷在某处用此方加减，有人欲加入川连，予力言不可，盖此方一加川连，则苦降之力过重，麻、桂、石膏不能得辛凉解表之用。且此泄利实寒邪传至太阴为病，非阳明、厥阴挟热下利者比。故仅用黄芩清心肺结热，不加黄连以治肠澼泄利也。此理甚微，非熟读《伤寒》《金匮》者见不及此。或谓：症既上下寒热互见，何妨先治上焦之热，或先治下焦之

① 徐氏言上热下寒：《伤寒论类方》卷四："伤寒六七日，大下后，寸脉沉而迟，手足厥逆，下部脉不至，咽喉不利，唾脓血，泄利不止者，皆上热下寒之症。"

② 西书：指西医书籍。

寒，何必如此庞杂，使药力互相牵制耶？予曰：不然。凡治病，有先标后本、先本后标者，有先表后里、先里后表者，有标本表里并重者，仲师言之最详。此症必须上下寒热互治，方为合法。若先用凉药以治上热，则下寒愈甚，而上热亦不解，先以热药治下焦，其流弊亦然，故不得已而出此方治，岂可因其难而遂不斡旋耶？《伤寒论》中如泻心汤、乌梅丸、干姜黄连黄芩人参汤，皆有此义数汤之义略论列于《湫漻斋六淫录案》。而《金匮》及孙真人之《千金方》更难悉数《伤寒论》，仲圣教人入门之书，故不得不分六经指示，然如少阳篇之小柴胡汤、厥阴篇之乌梅丸，皆已攻补寒热互见。若夫二三经并病，甚则五六经并病，仍须学者神明变化①。若《千金方》则极尽变法，有以奇方专治一病者，有以偶方兼治数症者，其实与仲师心心相印也。学者必于此等方参透用意，大有心得，始可与言医道。不然，恐偏师制胜②，终难以接仲圣之渊源也。

附录：麻黄升麻汤并柯韵伯方论

麻黄二两半　升麻一两一分　当归一两一分　知母　黄芩　萎蕤各十八铢　白术　石膏　干姜　芍药　天冬　桂枝　茯苓　甘草各六铢

---

① 神明变化：谓触类旁通而得其神妙之用。《周易·系辞上》：“化而裁之，存乎变；推而行之，存乎通；神而明之，存乎其人。”

② 偏师制胜：谓自用而偶效。

上十四味，以水一斗先煮麻黄一两沸，去上沫，内[1]诸药，煮取三升，去渣，分温三服，相去如炊三斗米许顷，令尽，汗出愈。

柯韵伯曰：六经方中有不出于仲景者。合于仲景，则亦仲景而已矣。若此汤，其大谬者也此汤非谬，乃论者大谬耳。伤寒六七日，大下后，寸脉沉而迟数语略释于上，夫寸脉为阳，主上焦此语颇是，沉而迟，是无阳矣谬。沉[2]为在里，则不当发汗；迟为藏寒，则不当清火。且下部脉不至，手足厥逆，利不止，是下焦之原阳[3]已脱。又咽喉不利，吐脓血，是上焦之虚阳无依而将亡，故扰乱也不知此脓血二字作何解。如用参、附以回阳而阳不可回，故曰难治，则仲景不出方也明矣以上俱是谬论，辨见上。此用麻黄、桂枝、升麻以散之此语似是而非，汇集知母、天冬、黄芩、芍药、石膏大寒之品以清之此数味虽系凉药，走经各有不同，用法均能入扣，何得诋为汇集，以治阳实之法治亡阳之症，是速其阳之亡也，安可望其汗出而愈哉此症不过中阳下溜，并非亡阳可比，故不用附子，仅用姜、术、苓、草以固中气，何必虑速其阳之亡哉？用干姜一味之温，苓、术、甘、归之补此方用归、芍，取其将凉药引入血分，有去瘀生新之功，岂专为补血而设耶，取玉竹以代人参此方用玉竹，是取佐天冬润心肺而去脓血，岂欲以代人

---

① 内：同“纳”。《史记·秦始皇本纪》：“百姓内粟千石，拜爵一级。”
② 沉：原作“况”，据《伤寒附翼》卷下改。
③ 原阳：《伤寒附翼》卷下作“元阳”。

参，**是犹攻高城坚垒而用老弱之师也**仲师回阳法有四逆，其汗吐下亡阴者即加人参，此理甚浅显易见，岂王叔和之贤尚见不及此？何厚诬古人之甚也。**且用药至十四味**按是方实十八味，**犹广罗原野，冀获一兔**用药至十四味即觉惊骇，则《千金方》中往往至数十味者，更复如何？无怪后人之不能读也。大抵制方以中病为要，故善制方者一二味不觉其少，数十味不见其多，唯其中具有条理，可与知者道，难与俗人言耳。按《至真要大论》言君一臣三佐九，制之大也，则已明明十三味矣。若再仅加一使，岂非即成十四味耶？何所见之不广也，**与防风通圣散同为庸臣侥幸之符**通圣散为宋元以来最佳之方，前已颇为论刊，不谓①柯氏治伤寒一生，尚未参透此方用意也。**谓东垣用药多多益善者，是不论脉病之合否**唯必求脉病之合，故用药有至多至简者，岂可概以偏师制胜耶，**而殆妄谈欤**。

金国银伤燥延及下焦冲气上逆治验案

漆匠金国银，冬月患感冒症，初起身热恶风，背尤甚，胸痞而呕，间痰嗽。医者以为湿温也，连投吴氏加减泻心汤数剂，寒热虽稍减，而神气困顿，蜷卧不起，舌正光绛，满口白腐，呃逆不止，每腹中气逆，即痰声辘辘，两目上视，得鼽②稍宽，昼夜不下数十次，于是病家归咎过服芩、连，致伤胃阳。而某医林姓者，素负重名，见其

① 不谓：不料。

② 鼽（qiú 求）：流清涕。

痰厥、呃逆、白腐也，亦言前医过用苦寒，胃阳有败绝之虑。初用丁香柿蒂汤加味服之，亦似稍效，继用姜、附、归、地、黑锡丹等味，病势不止，而亦无大碍此际最难索解，盖痰重剂轻，所用姜、附仅数分，故猝不见害也。时已腊月上旬，予自郡分院归，其甥邵某急来延诊。予见其白腐、痰厥、呃逆之势甚健，诚有如前医所云者，然细参脉候，两寸及右关有郁而不舒之象，左关及两尺甚弦滑，重按且有数意，身微热无汗，肌肤干燥，小便黄浊气秽，致不可近，大便未行者七八日，自言呃逆时气味甚浊。天下断无如此胃阳败绝之理，反覆推勘，始知燥气延及中下二焦，消燥[1]真阴，致动冲气，使浊阴随龙雷之火而上逆，为痰为厥，而肺胃之金气亦为燥所束，不能宣布，郁结既久，遂发白腐呃逆，与胃阳败绝者实有天渊之别。遂先用龟板六钱，干地黄四钱，生白芍一钱，炙甘草一钱五分，阿胶二钱，麦门冬三钱，生牡蛎八钱，浮海石一两二钱，旋覆花五钱此二味先煎代水，命其浓煎二服，去滓，伫[2]入后药。再用西麻黄一钱，生石膏三钱，西洋参一钱，杏仁二钱，莱菔汁二大杯，射根汁五六分，白苏子一钱五分，鲜桑叶二钱，鲜枇杷二钱此二味先煎代水，命其轻煎去渣，冲入前药，分二三次温服。此上下分治、分煎合服法，其意本之仲师。前剂意欲大滋肝肾之阴以镇冲逆，故药味重而命其

① 消燥：疑为“销铄”。
② 伫：等待。

浓煎；后剂意仍欲开通肺胃之金气使燥邪外出，故药味轻而命其轻煎。服后诸候无恙[①]，惟痰厥稍减。次日遂用原方加入西大黄二钱，火麻仁三钱，枳实八分，上桂心二分，命其如前法煎服。当初处此方时举家惶骇，谓如此痰厥、白腐、呃逆，岂可再用此等寒滞药。予晓之曰：凡此诸候，并非因前寒凉药所致，不过芩、连气味苦坚，非燥症所宜耳。今此方虽觉可骇，实有精义，与病情宛合，不然，岂不知此等药下咽后即助痰以速其危耶？及次日，见加入肉桂二分，病家暨诸亲友均欣然色喜。予笑谓之曰：如此寒凉大剂，岂二分肉桂所能监制？特以此症不更衣者已近十日，呃逆时气味甚浊，非先疏通其肠胃，则上焦之结气既难速解，而下焦之药力亦难猝到。今用大黄，既合经文以苦下之之义，又藉肉桂大辛大温，直达下焦，为大黄之反佐引导，且合《内经》苦温之旨[②]。盖嗳气甚浊，必有形迹之物停留于中也。病者即应声言：当起病时，尚食有肉糜等物，至今未得便云其子适于数日前婚娶。此药服后，即大解二次，甚燥结，气秽甚。次日再用原方去肉桂、减大黄服之，连得便数次，已微溏矣，诸症骤减，痰厥、呃逆如失。唯身仍发热，白腐未全消，遂改用西洋参一钱，大麦冬钱半，麻黄一钱，生石膏三钱，杏仁一钱五分，生草五分，白苏子一钱，鲜地黄三钱，珍珠母四钱，

---

① 无恙：没有变化。

② 《内经》苦温之旨：《素问·至真要大论》："燥淫于内，治以苦温。"

鲜桑根白皮二钱，鲜莱菔汁二杯分冲，外用桑树乳汁[1]时敷舌上及诸白腐处，二三剂后，诸候悉愈，得汗，身热解，小便清长。后用甘淡平合微辛法调理数剂，至腊底竟能步履如恒，料理岁事矣。此症获效，人皆以为奇。予曰：此极平之事，何奇之有？大概医者自粗心，未能将诸候反覆体会耳。假如此症若作胃阳败绝言，则脾肾之阳断无独存之理，既见白腐、呃逆、痰厥，小便岂有不清长？大便岂有不溏泄？四体岂有不厥冷自汗？今大小便如此秘浊，身且燥热无汗，痰厥得衄而稍解，症属郁结无疑。唯所以见白腐、呃逆之故，非熟悉伤燥病变者，猝难领解耳。此为燥气化火，延及中下，消烁真阴，故须参用温病治法。操司命之责者[2]，岂可不细心熨贴，以性命为儿戏事耶？

王朝绅伤燥呃逆白腐治验案

姻丈[3]王朝绅，患伤燥，病身热恶风，痰嗽不已，便黄口干。服药经旬，病未少愈，旋复呃逆白腐。其人体质素羸，咯血有年，每发服西洋参、麦冬等味而止。医者言体弱人须先顾正气，用旋覆代赭汤参用高丽数剂，病不减而体转沉困，痰渐黏结，始来延诊。予习见我乡陋习，凡遇呃逆症，不论病源，即以此汤及丁香柿蒂汤、人参竹茹橘

① 桑树乳汁：桑树的茎折断或切断后流出的汁液。
② 操司命之责者：指医生。司命，掌管死生之神。
③ 姻丈：对姻亲长辈的尊称。

皮从事，而病家亦习为固然，毫无疑义。顷在郡城，诊一湿温呃逆症，法宜辛开苦降，如薛氏之苏叶、川连及黄连竹茹橘皮半夏汤，而病家竟有询及此症宜用炮姜、肉桂者。窃虑即与此方，必疑不敢服，遂与约曰：此症予实有治法，但恐汝家疑忌，反足误事。请姑向郡城中先延请有名望之医如某某者来，其所处之方必不能出以三法，果是，则此等方予亦能用，但非是症所宜耳，然后予再出方治，汝当深信不疑矣。连延数医，果如所料，始以此方守服，数剂获效。今此症病源又异，微特[1]非前三方所宜，且非苏叶、川连等法所能为力。幸病家及亲友中尚有知医明理者，遂正告之曰：前医所处旋覆代赭汤，本仲圣治伤寒汗吐下解后心下痞鞕[2]，噫气不除方也，其病源为寒，其法为辛甘苦咸温，其治在补虚散寒，解结除痞，其用意则本之《灵枢·口问》篇“谷入于胃，胃气上注于肺。今有故寒气，与新谷气俱还入胃，新故相乱，真[3]邪相攻，气并相逆，复出于胃，故为哕”诸训，方中高丽[4]一味已大非此症所宜，而代赭、姜、草、枣更无论矣。盖此症为伤燥，金土之气被屈，不能宣布清肃而下降，历时虽久，病机始终在肺胃二经，故素体虽羸而高丽参实难浪用，法宜以大辛凉之味先宣金气，再合微苦甘之品以降逆而调

---

① 微特：不但。

② 鞕：原作“鞭”，据《伤寒论·辨太阳病脉证并治》改。

③ 真：原作“其”，据《灵枢·口问》改。

④ 高丽：指高丽参。

中，金土相得，不但呃逆自平，白腐亦当随消，诸病亦能霍然[①]矣。遂用西洋参一钱，西麻黄一钱，生石膏二钱五分，杏仁一钱五分，生甘草六分，莱菔汁二杯分冲，鲜射干六分入煎，法半夏一钱五分，橘红三分，姜制竹茹一钱五分，外用桑树乳汁调莱菔汁少许，不时敷入舌上及诸白腐处，数剂后病良已。后因予病不能赴其家，即用此方稍加减服之，全痊。盖呃逆之病源、治法颇多，有寒湿劳损者，有伤寒者，有湿热者，有瘟疫者，有诸温者，自《伤寒论》《金匮》以来，至国朝吴又可、吴鞠通、王潜斋[②]，皆有论列方治，医者苟能潜心体察，沿流溯源，不难得门而入，无烦鄙人之赘论。唯燥气呃逆一门，自《内经》以来实未有发明者，其间治验实亦不乏，姑录此二案，以补前人之阙略，以备后之考镜焉。

缝皮匠某之妻燥气弥漫三焦治验案

瑞邑东门瓮城内缝皮匠某之妻，患燥气，几近一月，身热，时恶风寒，痰嗽而喘，头痛，大渴引饮，胸痞胁疼，计昼夜不得寐，呼唤不宁者，二旬又七日，小便不利，舌尖绛燥起刺，两手脉浮动无定态。医者以暑温、湿温法治之，不验，至有欲用承气者。予一诊即决为燥气弥

---

① 霍然：迅疾貌，典出汉代枚乘《七发》，此谓疾病很快痊愈。

② 王潜斋：即王士雄，清代医家，盐官（今浙江海宁）人，字孟英，号潜斋，著有《温热经纬》《霍乱论》《随息居重订霍乱论》《潜斋医话》等。

漫三焦，非用大辛寒合苦甘温法宣通三焦之气化断难取效。遂用麻黄一钱，桂枝一钱，茅术一钱五分，茯苓二钱，猪苓二钱，泽泻二钱，石膏生用三钱，活石三钱，寒水石二钱，杏仁二钱，鲜莱菔汁二杯，橘红六分，半夏一钱五分，生草八分，连服二剂，稍稍得汗。此后麻、桂递加至一钱五分，服至五剂，始大汗，即得寐，口渴顿止，舌苔布而生津液，偶得饮，反欲呕，身热亦愈。唯痰嗽未止，五心时觉烦热，仍用前方加减，麻、桂递减至六七分，服至十剂，诸候悉减。而小便独觉涩痛，遂改用五苓散加瞿麦、萹蓄、活石、鲜榆根白皮，二三剂，亦遂痊愈。然细审脉象，终未和缓如平，目中尚现红筋，手足心时觉燥热。予曰：此症已历四十余日，恐燥邪未免侵及血络，须再服药数剂，方无后患。而贫民赀[①]力已困，见病者已能行动服食，遂不复措意。阅七八日，因纳食稍过，胸中觉闷，食后即更换衷衣[②]，又复感风，旧症遂复。予用杏苏散合枳实栀豉汤与之，不应。仍用初方加川厚朴，以莱菔汁易子，投之，至三剂，鼻衄，大便亦下血。予

① 赀（zī资）：通“资”，财物。《说文通训定声·屯部》：“赀，假借为‘资’。”

② 衷衣：内衣。

曰：此正《伤寒论》所谓下血则愈[1]，衄乃解也[2]。守服前方，至五剂，周身大汗淋漓，病者自言虽甚困倦而神气异常清爽，自患病以来未尝有也，盖病根始拔矣。次日改用桂枝汤，至十五六剂，始得缓缓奏效。人颇以为奇，且言诸候不足怪，独大渴引饮，舌尖红燥起刺，昼夜不得寐，颇似温病手太阴、少阴症，何以服麻、桂得汗后而诸候顿愈，反致恶饮？予曰：此正燥气弥漫三焦，非温病也。盖大渴舌燥，皆因起病时未发汗，三焦气化为燥邪所束，不能宣布津液，合之小便涩疼，与伤寒口渴欲饮水，小[3]便不利症颇近，但病源稍异耳。其昼夜不寐，舌起芒刺，虽系少阴君火上僭，但彼因心液为热所耗，以致心火上焚，故舌燥必全体光绛，或并苔亦黄燥，而此则气化不布，水停心下，将心阳隔而上越，故仅尖燥起刺，余处及苔仍灰白，得汗则所潴之水有所宣泄，心阳得以下纳，故刺退而能得寐，肺气得以四布，故渴止而生津也。此中机要，间不容发，所拟之方，实宣明桂苓甘露饮加麻、杏等味，名为院制宣白化气汤，与此症实有天造地设之妙用。方中大青龙、麻杏石甘极能宣布上焦之化源，桂苓术甘暨

---

① 下血则愈：《伤寒论·辨太阳病脉证并治》："太阳病，六七日表证仍在，脉微而沉，反不结胸，其人发狂者，以热在下焦，少腹当鞕满，小便自利者，下血乃愈。"

② 衄乃解也：《伤寒论·辨太阳病脉证并治》："太阳病，脉浮紧，无汗发热，身疼痛，八九日不解，表证仍在，此当发其汗。服药已微除，其人发烦目瞑，剧者必衄，衄乃解。"

③ 小：原作"少"，据文义改。

五苓散又能通达中下二焦之化气，以三石恰能清三焦之燥火，使麻、桂、苓、术诸药无以燥助燥之弊，橘、半、莱菔、杏仁不过开气化痰佐使之品而已，岂非与经旨辛寒苦甘[①]苦温酸辛[②]一一吻合耶？当此病危剧时，邑中尚有数症甚相似，皆不能坚信予言，卒为时医所误。独此症与余寿籛姻兄案见《湫漻斋六淫验案》始终守服，幸而获效。友人薛君曰：此匠神气未甚了慧，何竟信任若此？予曰：正以不了慧之故，始能获效。若其人略解文字，且多亲友，则予亦无所施其技矣。

佣工某春月伤燥治验案

蒋屏侯[③]孝廉家佣工某，于庚子春杪[④]患伤燥，头痛体重，寒热迭作，口渴引饮。服药数剂，不痊，而口渴转甚，欲得雪水，入暮躁扰如狂，反复卧起，不得寐，舌尖红起刺，两寸脉轻涩，余亦濡动无力，按之如循毛羽。盖燥邪深入太阴肺经，且渐欲逼动心营矣，非急用大剂辛寒合苦甘温法以发汗，恐变幻不可测。遂重用麻、桂、石膏、杏仁、生姜、法夏、通草、鲜莱菔汁等味，一剂即得

---

① 辛寒苦甘：《素问·至真要大论》：“燥化于天，热反胜之，治以辛寒，佐以苦甘。”

② 苦温酸辛：《素问·至真要大论》：“燥淫所胜，平以苦湿（“湿”当作“温”），佐以酸辛，以苦下之。”

③ 蒋屏侯：瑞安人，名作藩，字屏侯，号植庵，光绪十九年（1893）举人。

④ 春杪（miǎo 秒）：春末。杪，末尾。又，“杪”原作“抄”，据文义改。

大汗，渴止得寐，诸候亦顿减。次日仍投原方一剂，霍然病已。越旬余，遇之于途，则极口称谢，言已能负重作力矣。此病与缝皮匠之妻甚相似，而收效难易判若天渊，实因此症未经误治，始终在上焦，而药力较重，故获效如神。缝皮匠之妻抱病历二旬又七日，已服凉药多剂，邪气传入中下二焦，且骎骎[①]陷入血分矣，故须缓缓施治，除去病根也。或疑春夏之交气候和煦，何伤燥之有？按《平人气象论》曰：春胃微弦曰平，弦多胃少曰肝病，但弦无胃曰死，胃而有毛曰秋病，毛甚曰今病。王注：木受金邪，故今病。又，《气交变大论》曰：岁木不及，燥气大行，生气失应，草木晚荣，肃杀而甚，则刚木辟著，柔萎仓干[②]。古训昭然，安见春月必无燥病耶？且春温夏暑，秋燥冬寒，但就每年四时主气而言耳。若加司天在泉[③]及诸客运之加临[④]，则变化多矣。不仅此也，大概天地有大运，每运各主数十年，如阴阳家[⑤]所谓大元运[⑥]者是蛰庐先

---

① 骎骎（qīn qīn 亲亲）：迅疾貌。

② 仓干：《素问·气交变大论》作“苍干”。仓，通“苍”。

③ 司天在泉：运气学说认为“司天”定居于客气第三步气位，统主上半年气候变化的总趋向，“在泉”象征在下，定居于客气第六步气位，值管下半年气候变化的总趋向。

④ 诸客运之加临：运气学说以中运为初运分别轮值客行于一年五时的五运之气，其运行程式是以每年的中运为初运，按五行相生的次序分做五运，每运各为七十三日零五刻，临加行于主运之上。

⑤ 阴阳家：先秦诸子之一，后以称占卜、堪舆等方术。

⑥ 大元运：古时方术家有“三元九运”说，每“运”为二十年，“三元九运”为一百八十年，一“大元运”则为五百四十年。

生有大三元之说，推算极精。故同一地气，有时寒热互易，即就吾瓯而论，本极温暖，冬月披裘者寥寥不数见，近数年则严寒凝沍[①]，重裘不温矣。同一外感，有时风寒暑火燥湿更胜，故张仲景时多伤寒病，治法以麻、桂、柴、葛辛温发散为主仲师自叙言悯宗族死伤寒者四百余人，故著此书以救世，则当时风气可知。况《伤寒论》本治伤寒病，固宜以姜、桂辛温为主。若《金匮》则为治杂病而设，何以姜、桂、柴、葛开手即是也。李东垣时多寒湿病，治法以羌、防、芎、芷、茯、术升阳散湿为宗。朱丹溪、刘河间时多火热病，治法不出三黄泄火朱丹溪为东垣再传弟子，而所著之书竟同冰炭，岂非因时制宜，善守师法耶？刘河间当时有神医之目[②]，其能风行一时可知。迨至国朝叶天士、薛生白，时多温病，治法多用银、翘、冬、地辛凉甘寒育阴清热叶、薛二公所以名重一时者，以能独开温病一派，治法得风气之正也。此数公者，皆能探阴阳之秘，得风气之先，因时济宜，立法救世，夫岂凿空臆造，鸣一时之得意，贻万世之祸害耶？故予初习医时，专力于《伤寒》《金匮》二书者有年，及临症所用，反在叶、薛、吴、王温热诸家，育[③]阴清热，投无不利，视麻、桂、柴、葛

---

① 凝沍（hù 互）：冻结。晋代潘岳《怀旧赋》：“辙含冰以灭轨，水渐轫以凝沍。”

② 目：称。

③ 育：原作“盲”，据文义改。

温升之品，无异酖毒[1]。常[2]目睹偶有用桂枝数分，往往将温邪引入心胞[3]，神昏痉厥，贻害至死者。今日之畏冬、地，几与前麻、桂等，非不得已，必不敢尝试，不然同一人也，何前后互异若此顷与蛰庐先生言：伤寒病传入营分血分，化热伤阴者，必须参合温病诸书医法。观仲师麻黄连翘赤豆汤、麻黄升麻汤、炙甘草汤、猪苓汤，可知其用意所在，治伤燥病亦然。先生大以为韪[4]？顷蛰庐先生每与门弟子言：今日治病，虽不出温热诸法，究之天运，无往而不复，热极无不寒，此时若不务将《伤寒》诸书细加研究，恐风气一变，无从著手矣。今予颇能悟燥气为病之理，其源实得力于《伤寒》，而《伤寒》之书稍有心得者，皆先生平时谆谆教戒之力也。

渔户胡某举家燥疫治验案

渔户胡阿顺，阖家二十余口，于光绪已亥[5]四月间患燥疫，次第传染者十二人，余悉为医愈。唯其妇年周花甲，素有风痰痉厥痼疾即俗名鸡抽风症，初染时即服药得汗

① 酖（zhèn 震）毒：毒酒。酖，通“鸩”，传说中毒鸟名，羽毛浸酒，可以杀人。

② 常：通“尝”。《韩非子·外储说左上》：“主父常游于此。”陈奇猷集释引太田方：“常、尝通。”

③ 心胞：心包。

④ 韪（wěi 伟）：正确。

⑤ 光绪已亥：清光绪二十五年，即 1899 年。

而解，旋因食复，旧疾举发，痰厥日数至，遂不至起[1]。使无宿疾，未必不可为也。其间最重者，头痛，身热恶寒，大渴引饮，胸痞喘嗽，痰声辘辘夜不得寐，舌苔白滑或灰黄，小[2]便短数，六脉轻软如散，似极虚之象。予先用麻杏石甘汤重加苏子、蒌皮[3]、浙贝、鲜射干、莱菔、菖蒲诸汁，以驱痰辟秽，盖既能传染，必有毒厉之气也，继用宣白化气汤，仍加入化痰解毒之品，以作战汗。其势重痰多者，竟战至二三次，战时寒热迭作，百体烦疼，颇可惊骇。然每得大汗则诸候顿愈，渴止得寐，六脉亦舒长有力。其次重者，初起即用大青龙汤加射干、莱菔诸汁、苏子、蒌皮等味，一二剂辄得汗而解。其最轻者，不过吴氏[4]杏苏散稍加辛凉之味即效。唯妇人夹经及小产后者，间用甘露消毒丹去黄芩、薄荷、木通，以滑石易益元散，加麻黄、杏仁、石膏以宣金气，鲜榆皮、香附以调营血，亦甚见效。越数月，黄学士仲弢先生[5]自京师归，因病招诊，偶述都下[6]三四月间时疫病多不起，大学[7]中亦连死数辈时先生为总办，目睹其事。大概起病时多大渴，医者辄命恣

---

① 遂不至起：当作“遂至不起”。

② 小：原作“少”，据文义改。

③ 蒌皮：瓜蒌皮。

④ 吴氏：指吴鞠通。此下杏苏散方见《温病条辨》卷一。

⑤ 黄学士仲弢先生：即黄绍箕，清末大臣，字仲弢，瑞安人，光绪间进士，选翰林院庶吉士，曾任京师大学堂总办。

⑥ 都下：京城。

⑦ 大学：指京师大学堂，创办于1898年。

服五汁饮，舌转焦燥，苔见断纹，遂改用承气以下之，数日即毙命。后闻予言及亲询胡某，所述症候与都下无异，而治法大不相同，始大为嗟叹惋惜。盖都下之人非死于病，实死于医与药也。或曰：燥疫二字未见古籍，得无骇人听闻耶？予曰：不然。古人言疫者，四时不正之气郁积所成也。所谓四时不正之气者，其能出风、寒、燥、湿、暑、火六气耶？风、寒、暑、湿、火既能为疫，岂有燥气独不为疫之理？况《素问·五常政大论》明明有太阴湿土[1]在泉，燥毒不生之言，苟阳明燥金在泉，其能生燥毒也可知矣。前人寻常燥气发病之理且未能明，安知燥毒？自予此论出，后之谈燥气者当能由流溯源，融会经旨，益臻精密也。

再，《素问遗编》[2] 言五气疫疠甚详，虽词义深奥，猝难领解，然细意考订，自能涣然冰释。兹特节录金疫[3]一条，以明燥疫之名虽若创自鄙人，实则隋唐以前已有此病也。按《刺法论》曰：假令庚辰，刚柔失守，上位失守，下位无合，乙庚金运，故非相招，布天未退，中运胜来，

① 湿土：《素问·五常政大论》无此二字。

② 《素问遗编》：指《素问遗篇》。《素问》早有散佚，经唐代王冰补注，宋代林亿等校正，仍缺刺法论、本病论二篇，宋人补入，称“《素问遗篇》”。

③ 金疫：《素问遗篇·刺法论》作“金疠”。

上下相错，谓之失守，姑洗林钟[1]，商音[2]不应也。如此则天运化易，三年变大疫王注[3]：金疫又名杀疫。详其天数，差有微甚，微即微，三年至，甚即甚，三年至，当先补肝俞，次三日，可刺肺之所行。刺毕，可静神七日，慎勿大怒，怒必真气却散之。又或在下地甲子乙未失守者，即乙柔干，即上庚独治之，亦名失守者，即天运[4]孤主之，三年变疠，名曰金疠王注：亦名杀疠。其至待时也，详其地数之等差，亦推其微甚，可知迟速尔。诸位乙庚失守，刺法同。以上云云，明言燥金为疫为疠，王注言金疫又名杀疫、杀疠，则是隋唐以前当尚有此名，非启玄臆造也。又，下篇《本病论》言五气为病为疫更详，不胜节录，学者检读原书可也。

少女[5]伤燥目赤血溢治验案

二少女[6]梅英，秋月患感冒，身热恶风，咳嗽咯血，两目痛，眦正赤，望之唯见血而不见白，苔黄。初以为厥阳风火上升也，用羚羊角、板蓝、生地黄、夏枯草、杏

① 姑洗林钟：古时乐律学十二律之二，姑洗为阳律之三，林钟为阴律之三，可分别对应季春之月和季夏之月。

② 商音：五音之一，与秋季及西方相配属。

③ 王注：按《素问遗篇》无王冰注，或另有所据。

④ 天运：此二字原缺，后有小字注文“二字本缺”，今据《素问遗篇·刺法论》补“天运”二字，并删去原小字注文。

⑤ 少女：疑为“小女”。

⑥ 少女：疑为“小女”。

仁、桑、菊、枝[①]、芩等味以大清肝胆之火，不效。及细审脉象，病在右手关，其殆《内经》所谓岁木不及[②]，燥气流行，目赤痛，眦疡症耶？况时值深秋，西风大作，寒热咳嗽，又的是手太阴见症，遂决为燥伤肺络，肺中之血不得循清肃之令而下降，遂逆激而上溢于清窍。然病情虽得，苦无成方，唯防风通圣散尚可酌用。盖通圣散本治风火郁于头目之间，气血俱病，大开大阖，最合《素问》火郁发之之义。但彼治风火，此治燥气，不无稍异，故不得不略为加减耳风火燥火，湿火阴火，病源不同，治法各异，其理略论列于杨庆秀燥伤肺络治验案。方用麻黄一钱，生草八分，生石膏二钱，杏仁钱半，霜莱菔一钱，此数味为治燥之主药，故分两较重；当归四分，川芎二分，大黄七分，朴硝七分，白芍八分，生枝七分，小生地八分切极薄片，此数味为入络逐血痹清火之用，因病在至高之处，故分两较轻；薄荷八分，菊花一钱，防风一钱，桔梗一钱，此数味能治头目之病，载诸药以上行，故分两须轻。去白术，以非咳嗽所宜；去荆芥、连召[③]、黄芩，以宜于风火而不宜于燥气；加杏仁、霜莱菔，以能止嗽利气也。然此散最用意在白术一味，取其横守中焦，令防风、桔梗等味载硝、黄、枝、芩而上达头目，不至下走肠胃。今去此味，恐失此方

① 枝：指栀子。此下“生枝”即生栀子，“枝子”即栀子。

② 岁木不及：《素问·气交变大论》作“岁金太过”。

③ 连召：连翘。

精意人言此方治表里俱病，实误认硝、黄为涤荡肠胃之用，且未解用白术之精意。喻嘉言[1]先生《寓意草》中用为两解表里法，必去白术，洵[2]知言也。遂命轻煎数沸，于饭后频频细呷，则药力亦能上达矣。服二剂，目血顿散，寒热退而嗽亦渐痊。唯目眦微觉痒疼，恐成眦疡俗名烂眼沿风，再用鲜菊叶十片，鲜桑叶一钱，生石膏一钱，霜莱菔一钱，白桔梗一钱，西麻黄六分，白通草一钱，草决明八分，作引，再用桑、菊、薄荷、银花、甘草等味煎汤，不时薰[3]洗，数日寻愈。习见吾乡医者，每遇血溢症，不问病源，即恣用冬、地、元参、阿胶等滋阴凉血，致成痼疾者不知凡几。此症最近厥阳风火上升，使非详求病情，熟参经旨，鲜不致误，录之以备燥伤头目气血两解之门法。

卖柑者伤燥足痿治验案

瑞邑河乡塘口卖柑者，年近五旬，体质壮实，忽于庚子春月患足痿，不良于行，每欲举步，即筋节掣痛而止。医者以为风也，投以驱风行血药，不效。继用两补气血之剂，如参、芪、归、术等味，亦无验。越数月，始来城就

---

① 喻嘉言：“喻”原作“俞”，据《燥气总论》正文改。按原书多有将喻嘉言之“喻”讹作“俞”者，今据《燥气总论》正文改，后见仿此，不赘出校。

② 洵：原作“询”，据文义改。洵，确实。

③ 薰：同“熏”。《韩非子·外储说左上》：“为木兰之柜，薰以桂椒，缀以珠玉。”

诊。细询病因，自言不觉，望其气血，不类虚损，诊脉微弦涩，两目红筋满布，肝肺二经似有郁火蕴结之象。反覆推勘，似属外感六淫为病，然六淫中风、寒、燥、湿、暑、火究属何气，实难决断。唯细思年来外感病属燥气十常七八，而此目赤足痿，正与《素问·至真要大论》燥淫所胜，木乃晚荣，民病筋骨内变，及《五常政大论》阳明燥金司天节民病胁痛目赤，振掉鼓栗，筋痿不能久立，《气交变大论》岁金太过燥气盛行节尻阴股膝腨胻皆病[1]诸训，实能宛合，姑用两疏肝肺之剂，如苏子、杏仁、桑皮、川郁金、生石膏、老射干、鲜榆皮、香附子、菊花之类，以察端倪。二剂后，诸候如故，唯自言腹中觉热，目中红筋较明，口亦觉燥，予曰是[2]，遂用柴胡二钱，大黄一钱五分，枳实八分，西洋参一钱，麻黄一钱五分，生石膏二钱，菊花二钱，木防己一钱五分，苦杏仁二钱，川通草一钱，桔梗一钱五分，桑叶二钱，此方合大柴胡汤、加减木防己汤、麻杏甘石汤而成，意欲先宣通肺胃金气之痹结，为厥阴之出路，盖善治厥阴者，往往取之阳明，而伤燥症尤以开通阳明为探源之要法也。此方服后，舌苔布满，甚黄浊，每至夜阑[3]时腹中之热如火猝发，上冲心胸，即口渴引饮，盖太阴、阳明之金气得宣，而厥阴之郁火始

---

① 腨胻：《素问·气交变大论》作“髀腨胻足”四字。
② 是：正是，谓正合所料。
③ 夜阑：夜将尽。

难潜伏，至是而病情毕露，恰合《伤寒论·厥阴篇》提纲厥阴之气上冲心，心中疼热，消渴诸义①。于是改用白头翁汤，白头翁一钱五分，北秦皮一钱，川水连一钱，川黄柏一钱五分，清厥阴之伏火而息风；加鲜榆白皮三钱，地龙虫七条，当归须八分，海风藤一钱五分，淮牛膝一钱五分，入肝络和血以去着；再加粉葛根一钱五分，白桔梗一钱五分，莱菔②汁二杯，枳实八分，开降阳明为而厥阴之出路。此方连服数剂，腹中之热渐消，目中红筋渐淡，渴止苔薄，足痛亦渐痊，颇能行动。再用两疏肝肺之药，如鲜桑榆根白皮、制香附、苏子霜、杏仁、莱菔汁、川郁金、桑寄生、海风藤、西洋参、木防己等味，加减调理，旬余而痊愈。此症为燥伤肝络而成痿，误投补药多剂，病情隐伏而不彰，幸病者体质壮实，气化犹自能运动，故虽误而为害犹浅，否则未有不愈补愈虚，贻害至③死矣。或曰：古人言风寒湿着而为痹，未有言燥气者。予曰：经文明明言阳明燥金司天，筋痿不能久立，何见燥气必不能为痿？况此症虽无胁痛、振掉、鼓栗，而目赤一候，足为左验④，岂必鄙人臆造附会耶？唯前此屡言伤燥忌苦寒，今用白头翁汤，得无自相矛盾欤？不知前言忌苦寒者，以燥

① 厥阴之气……消渴诸义：《伤寒论·辨厥阴病脉证并治》："厥阴之为病，消渴，气上撞心，心中疼热，饥而不欲食，食则吐蛔，下之利不止。"

② 莱菔：此二字原倒，据文义乙正。

③ 至：原作"犹"，据文义改。

④ 左验：证据。

邪在肺、胃二经，二经之气均禀燥化，故须辛凉苦甘或苦温酸辛以为治。今此症邪伏厥阴，随本经风木之气而化风火，非苦寒安能直折其势？唯须参用滑以去着[1]，如桑榆白皮等类，方合病情耳。此理当于《伤寒论》中详悉体会，自能随手变化，不囿于一隅也。

吴茂才母伤燥戒啜稀粥验案并论气血营卫

吴茂才虞士之令堂，年近古稀，于秋月患伤燥，时恶风，背甚，日晡微发热，痰嗽微喘，口渴而不大引饮，舌燥无津而不绛，苔纯白。医者以其舌燥口渴也，目为伏暑湿温，伤耗津液，投清热育阴药[2]十余剂，不效而燥反甚，蜷卧不起，神气甚委顿。后延同院胡润之诊之，一见即识为燥伤太阴气分，及诊其脉，轻涩如散，如循毛羽，又其年近七旬，恐麻、桂等峻剂不能任，疑不敢决，嘱其商之于予。予诊之，诚如润弟所言，然此脉实《内经》之秋病[3]者，凡是伤燥症，即非高年，亦往往如是。遂告之曰：此症他候不必言，即以舌燥、痰喘而论，已确为燥伤太阴气分，金气不布之的候，非用大青龙法以发汗，断难取效。若再用滋养，决无生理，且须戒啜粥，不必以高年为

---

① 滑以去着：唐代陈藏器《本草拾遗》载宣、通、补、泄、轻、重、涩、滑、燥、湿十剂，其中“滑可去着”。

② 药：原作“乐”，据文义改。

③ 此脉实《内经》之秋病者：《素问·平人气象论》：“秋胃微毛曰平，毛多胃少曰肺病，但毛无胃曰死，毛而有弦曰春病，弦甚曰今病。”

虑。遂用大青龙汤去枣，加橘、半、莱菔汁，命其煎[1]取二剂，去渣匀过，再分三次温服。日暮服药，至漏四下而尽，次日午前大寒作战，继即发热，旋得大汗，热退喘平，渴止舌滋。次日将前方减轻，命作再服，且嘱其戒谷食数日，二日后病者自言诸症如失。唯稍咳嗽困倦，腹中饥甚，非他食物所能馀[2]，大声乞稀粥甚急，其子不忍拂，姑稍稍与之，诸候顿复，舌苔复燥。急延予复诊，仍命守服前方，以莱菔子易汁，加川厚朴，二剂，始全痊。人疑伤寒桂枝汤本用啜稀粥以助汗，何此症宜戒。予曰：非特此症为然，凡伤燥在肺、胃二经者，皆宜戒食。此理甚微，请与诸君约略言之。考《伤寒论》，唯桂枝汤有啜稀粥之例，他如麻黄汤、大青龙汤、麻杏石甘汤，即无此言。盖桂枝汤虽为太阳伤寒之主方，实则重在调和营卫。所谓营卫者，本心与肺所主，与太阳经有何干涉？且何以更须啜稀粥以助作汗？盖肺之经为太阴，为上焦气化之源《五藏生成篇》曰：诸气者皆属于肺，其合皮毛，故主卫。卫者气之表，卫外以为固也《皮部论》曰：是故百病之始生也，必先于皮毛，邪中之则腠理开。膀胱之经为太阳，主下焦之化源，其经气亦主卫外，故欲调卫气，必先使肺气充沛，然后太阳之气始能自固。然卫与营，气与血，有互相生化之功，如环无端，故欲调卫气，又不能不兼和营血。营血者，心

① 煎：此下原衍“去”字，据文义删。
② 馀：字书未见，按文义当作“餍”。

所主，主一身之热力运动者也按西书言血者，所以保养性命，补益躯体者也。血中含质甚多，人身之有血，与植物之有津相似。身内大小百体，无不藉血以为养。血既流行各处，势不能无所羼杂①，故必回至肺内以清之。血从肺流行百体，又从百体回至肺，其路若环，故名曰环行。环行之器曰心，所以逼血使动者也。曰发血管，曰回血管，一以布血至全身，一以引血回原处也。心有四房，左右各二。回血管运来之血由心之右上房、右下房而入肺脉管，自管入肺，与呼吸之气相遇，其血即净，复回至心左上房、左下房而入大血管，其管愈分愈细，至成极微之发血管。血离心而至发血管，即散布于百体以补益之。及至发血管之本处②，质已混杂，乃折而入于回血管，其管由细而粗，与发血管相反，所以引血至心而更新，其环行之事者也。心逼血入发血管时，必有动荡，手按即得，所谓脉也，其跳动之迟速劲弱，显而易知。凡有寒热病者，其脉必速，热愈甚则愈速数。按以上云云，参合经旨，最可得心肺气血营卫交涉之理，且可以悟古人所以调和营卫之法。再按：此条当与沈孝廉案麻黄升麻汤辨参看，且可以悟玉竹、天冬等养肺之药皆能养血而清心也，况伤寒之邪尚在太阳、太阴，少阴心之地本未受病，不过使心肺之气充沛，藉以调和营卫，驱逐表邪耳，安得不藉水谷之悍气耶《素问·痹论》篇：卫者，水谷之悍气也？此仲师以桂枝汤调和营卫，啜稀粥以助汗之精意也。若伤燥，则邪本在太阴，宜直用麻杏甘石、大青龙辈以发汗，岂可食稀粥以助邪，

---

① 羼（chàn 忏）杂：混杂。
② 本处：疑为“末处”。

使金气有郁结之虑邪[1]？经言无实实，无虚虚，最宜熟玩。

曩与人言气血营卫，皆不过言卫者气之外层，营者血之外层而已，即古人亦未尝细为剖晰[2]。愚按凡人身中之暖气，自藏府以至皮毛或口鼻间所出，按之温暖，望之烟缊[3]，有实迹可寻者，气也。卫则即此暖气之余焰，四布于周身之外，犹一切盛汤火之器，离器稍近，即觉温煦者是也。虽望之不见，按之莫得，而人在是处片时，身外之蚊蚋即闻气而入集，岂非即此卫气有感触耶？六淫之气不能遽近人身者，岂非即此卫阳卫外以为固有所迎拒耶？若血，则身中之津液运至心房，为火力所化而为赤色，然后散布于百脉者也。营则津血之交有一种似血非血、似水非水，俗称血水，荣于藏府经络肌肉之间，望之华然[4]，如以缟裹朱者即是。故凡一切外感病，莫不由卫以及气，由气以及营，由营以及血此就常理而言，伏气则反是，猝中病亦难执一而论。温病如是，伤寒亦然，唯温病诸书言气血营卫已颇详尽，而伤寒则尚未有发明矣。兹姑略举仲师诸方，以示涂径：桂枝汤，卫分营分方也方中桂、芍入营，姜、枣、稀粥入卫，前人言姜、枣和营卫者非是。麻黄汤、葛根汤、小柴胡汤，气分方也他如大青龙、麻杏石甘、泻心、栀豉之类，皆为气分

---

① 邪（yé 爷）：同“耶”。《洪武正韵·遮韵》：“邪，疑辞，亦作‘耶’。”

② 剖晰：当作“剖析”。

③ 烟缊（yīn yūn 音晕）：云气弥漫貌。

④ 华然：光润貌。

方。方中虽有石膏、黄芩、黄连等凉药，要皆不出气分。柯氏言麻杏甘石治风热，言石膏能清血分，甚疏谬。盖此汤实治太阳太阴寒邪未罢而阳明已渐化燥之方也。麻黄连轺赤小豆汤，气分兼营分之方也方中麻黄入气分，连召、赤小豆能清营中之湿热。麻黄升麻汤，则气分而又兼血分解见上矣。甘草汤则纯治血分矣方义甚明，无烦赘解。故予每言欲明温病之理法，必先致力于伤寒，欲穷伤寒之变化，亦不可不究心于温病。非融会温病、伤寒之心法，断难以治燥气，推之六淫，无不皆然。盖六淫[1]、三焦、气血营卫之说，终当汇通为一也。能得医学门径之正者，当不河汉斯言[2]。

再：寒邪伤及血分最难，故《伤寒论》一书多气分方；温病最易伤阴，故温热诸书血分营分方最多。此理颇实，并非臆造。

杨庆秀伤燥胠胁痛验案并附论伤燥用药之理

杨庆秀，于丁酉[3]三月清明节时突患心痛，掣引胠胁，致不可俯仰移动。或谓内伤肝气，或言胃气，议论不一。予诊之，六脉轻涩而微弦，并无肝胃见症。详询其所以致痛之因，病者亦不能言，唯日内有负重之事，疑为绝伤，然亦无绝伤见症，几至搁笔。及再三寻绎，始悟连日西风

① 六淫：当作“六经”。
② 当不河汉斯言：谓会理解此言。河汉，银河，喻渺远难测。
③ 丁酉：清光绪二十三年，即 1897 年。

大作，燥气盛行，虽三月而俨有深秋景象，遂决为燥伤肺肝之络，如《内经》所谓阳明燥金司天，民病胠胁痛及心胁暴痛不可反侧是也。然既得病情，而苦无方治，遂制通燥顺气汤治之，一剂知[①]，二剂全愈。方用鲜紫苏叶二钱，制香附一钱，鲜榆根白皮三钱，鲜桑根白皮二钱，旋覆花三钱，生甘草八分，苏木屑一钱，橘红六分，枳实汁六分冲，莱菔汁一杯冲，土杏仁三钱，当归细条四分，作引。此方以苏、杏、莱菔、橘红开通肺络，使邪气仍从手太阴而出，以旋覆、香附、归条、苏木疏通肝络，再以枳实开降阳明，为厥阴之出路，而其尤用意处，则在重用桑榆二白皮与生草苏叶用鲜者，取其有滋液流动之性也。盖顺气之药，必取辛香之品，其气芳烈，往往有碍燥气，而燥气之病，外燥而里多夹湿，除夏气为火，消烁真阴，可以用参、麦、胶、地等柔腻之味，如喻氏之清燥救肺汤外救肺汤中人参一味最宜斟酌，予用此方，每用西洋参，取其清而不补也，必须取半刚半柔、清而不滋、滑而不着之品，方为合用。桑白皮味甘气辛，性寒，有泻肺火、散瘀血、下气行水之功。榆白皮甘平滑利，能利诸窍、行经脉，最多脂液，古人取其汁洒地，使车轮活动而易行，每见其出土少时即变红色，稍稍揉转，脂黏满手，今与桑白皮并用鲜者。再合善能调和诸药、能缓气急之甘草，其能入肝肺之络，佐诸药

① 知：病愈，此为好转。

清燥和血气可知矣。此病为燥伤络脉，着而为痹为痛，非石膏、滑石、寒水石等气分辛寒药所能为力，故须意为消息，自出活法，不料其获效如神，且可为燥伤络脉者备一门法也。

再：愚治燥伤三焦气分者，多参用三石，燥伤络脉者，必首取桑榆白皮。虽本《内经》辛寒苦甘之旨及前人滑以去着之训，实则仲师于《伤寒论》中早已发明其理，治法秩然，如金科玉律，确不可易，但后人未能神明体会耳喻氏清燥救肺汤用石膏，尚颇得其意，但所得于浅，不可以统治一切燥气病耳。按《伤寒论》例，寒邪在三阳经未化热，须辛温发散，及寒邪传入足太阴、少阴，为寒为湿，须辛甘温温中回阳者，姑不具论。但就其邪气随本经之气化热者而言，少阳则用黄芩，少阴则用栀子，厥阴则用连、柏，胃府则用大黄，何以阳明则必取石膏、滑石？盖诸经之热直秉火化，故皆不出苦寒，阳明之经秉燥化，故必宜辛寒。辛寒清燥，苦寒泄火，虽同为凉药，而性味刚柔，实有天渊之别按大黄虽同为苦寒，而有荡实之用，故三承气中用为涤荡肠胃实热燥结之君药，与芩、连性味坚燥，专治肠澼泄利者尤不相同。《内经》治伤燥，有以苦下之之言，其即此指耶。故《伤寒论》中用石膏、滑石诸方，如白虎汤、竹叶石膏汤二汤略释于上、麻杏石甘汤解见上、大青龙汤二汤均治太阳寒邪未罢而太阴、阳明已渐化燥之方，故有喘嗽、烦渴、自汗之候。顷见前人解此汤者，谓伏阴之下，必有愆阳[1]，故加石膏云云，以为得此汤之真诠矣。继思制服愆阳之药甚多，何以必用石膏？则此论虽精，实尚肤泛也，如麻黄升麻汤解见上、猪苓汤此汤治阳明燥结，累及小肠者，故直清其里，使邪从小便出，与前诸汤仍从表解大异，或治阳明专经独病，或太阳与阳明并病，或心肺与足太阴寒热互见，而阳明亦并化燥，或病后调养肺胃津液元气，或阳明与少阳并病，虽有各经兼症之不同，而一涉阳明化燥，则即以石膏、滑石辛寒为主治，可见仲师虽治伤寒，于伤燥之理之法未尝不深悉备具，愚之有取于此等药，并非无知妄作也。谁谓《伤寒论》不可以尽治百病耶？虽然，此犹但指燥伤气分而言，若燥伤络脉，似宜以滋阴养血为主，何反不用冬、地、归、芎而必好奇眩异，取用桑榆白皮耶？不知燥邪猝伤络脉，湿火未分，且并未遽伤阴血，其为痛为痹，筋节拘强，不外金气太过，肃杀而甚[2]，则木气辟著[3]，不能遂其条达之性而已，此时若遽用滋阴养血之味，鲜有不引外邪留着于血络中矣。故须以两疏金木之药为主，佐以滑能去着、清而不滋之品，使燥邪仍从肺胃气分而出，岂非治燥伤络脉之妥善法耶？若燥邪久伏阴分而化火，耗血烁津，发为白喉等症者，自宜以滋润为主治法，与伏气温病大同小异，请于《白喉条辨》中参互考订

---

① 愆（qiān 千）阳：阳气过盛。《左传·昭公四年》："冬无愆阳，夏无伏阴。"

② 甚：原作"尽"，据《素问·气交变大论》改。

③ 辟著：《素问·气交变大论》王冰注："谓辟著枝茎，干而不落也。"

可也。

再按：葛根黄连黄芩汤虽亦为阳明方，但所治在挟热下利，则肠胃间必湿火留注，故以芩、连苦坚之品，直清湿中之热；而以葛根温升之味，挽阳明之经气以上达而散湿，与阳明经化燥者大异，故又当别论也。

萧少成伤燥成痈治验案并附论疮疡痤痈[1]

萧君少成，四川宁远人，少随其父之任瑞安，遂流寓焉。光绪庚子五月杪，患伤燥，体痛寒热，左胁掣疼，每嗽愈甚。予以为病在肺络也，以治杨庆秀之法治之，不效。再加麻黄、石膏等味，数剂，亦不效。旋因郡戚招诊，在郡二旬始归，则少成病仍未起，再旬余始勉能步履，然神气终未开霁[2]，屈指计之，已历月余矣。至七月间，背上稍偏处突发一痈，病势颇剧。予因疡科素无心得，未敢颟顸[3]施治，为作一柬，嘱王君少博治之。旋悟《内经》燥淫所胜有疮疡痤痈之条[4]，此痈得非从前燥气病治未合法，致余邪蕴于经络分肉间而成此毒耶？少成因疮势将溃，肿痛不能来，予亦因无确见，未敢遽为请治，后

① 痈：原作“痈”，据目录改。

② 开霁（jì 季）：阴天放晴，此谓好转。

③ 颟顸（mān hān 嫚酣）：马虎。

④ 燥淫所胜有疮疡痤痈之条：《素问·至真要大论》：“阳明司天，燥淫所胜，则木乃晚荣，草乃晚生，筋骨内变……疡疮痤痈，蛰虫来见，病本于肝。”

闻历旬余始渐渐收口而愈。越八月，少成复来，神气惶迫，言前病复发，胁痛寒热，骨疼微咳，一一如昨。若再抱病数十日，则受累不浅矣。予诊之，六脉弦涩而微数，口苦，苔微黄，遂笑谓之曰：病虽如前，而医法实异，请毋恐，当即为了之。遂用柴胡二钱，桂枝一钱，黄芩一钱，白芍一钱五分，木香汁六分，鲜榆皮三钱，炙粉草八分，紫苏子一钱五分，莱菔汁二杯，麻黄一钱，石膏二钱，杏仁二钱，生姜三分，北枣二枚，连服二剂，其病若失。越数日，其妻复病，症颇相似，亦以此方稍加减，一剂即痊。少成惊喜，问：何前难而后易也？予曰：前虽知为伤燥，但制方之意侧重疏通肝肺之络，性味多降，故不效。今则专以寒热口苦体疼，辛散和解三阳经表症为本，而以胁疼微咳，疏通肺肝之络为标，故一剂即效也。且杨某但病心胁掣痛，本无表病，自与君异，以一时粗心，未能细加体认耳。此方即沈氏柴[1]加减柴胡桂枝各半汤，再去苦辛温之味而加入辛凉滑利之品，名虽同而实则迥异矣。后月余，背上前疮处稍下又发一痈。予曰：此症予亦能治矣。即用葛根二钱，羌活一钱五分，牙皂角三钱，银花三钱，生草一钱五分，生石膏三钱，抚芎[2]七分，柴胡一钱五分，西滑石三钱，鲜榆皮三钱，泽兰叶一钱，连服二剂，则患处全消，不复作脓溃破矣。此亦寻常治痈疽消

---

① 沈氏柴：未详。

② 抚芎：产于江西抚州的芎䓖。

散法，但加入石膏、滑石、榆白皮，即合燥气成毒治法，可见治六淫病果能对症发药，丝丝入扣，未有不应手奏效者。治疮疡痈疽亦然。若历时甚久，直病气自解，侥幸成功耳，岂医之力哉？

再：年来疮疡病甚多，病势每自尻阴股膝渐及头面，又能传染，故人辄目为痗毒[①]。刘明经[②]莼村先生，年近古稀，亦患是症，下体虽痊，而头面间尚累累布列闻已愈处外治药专以石膏为君。先生笑言：幸独宿有年，家无眷属，不然必致传染，人将诋为杨梅疮毒矣。先生虽老，其性本好诙谐也。又，友人林上舍[③]总仙家，亦得此症，传染数人，君固大族，家多佣仆，其起病实自少子，人遂疑传自乳妪。予则谓痗毒症，四时六淫不正之气及一切水火之毒皆能为病，未必定从花柳中来。然年来此症颇多，果属何气，实未深悉。近因考验燥气，遍校《内经》，始悟此病确为燥毒年来外感发病属伤燥者十常七八。一日，林君偶招诊，遂告之故，次日为处一方，嘱其作散，不时煎服，且附以手柬，大旨言：尊眷之病，仆谓燥毒所成，确有证据，并非臆造附会。《素问·至真要大论》及《气交变大论》燥气盛行节均列疮疡痱疹痤痈症，而《气交变大论》且言目赤眦疡，尻阴股膝腨胻皆病。令郎起恙，实尻阴股膝最

① 痗毒：当作“梅毒”。

② 明经：明清时对贡生（科举时代挑选地方生员入国子监读书者）的别称。

③ 上舍：明清时对国子监生员（即“监生”）的别称。

盛，渐及头面，已与经旨吻合。今虽诸疮全痊，而偶有感冒则鼻下必红肿，且多浊涕，可见肺藏必有未净之余邪。如夫人诸处虽愈，而口鼻之旁颇未肃清，自言肌肉上偶经搔破，即肿溃成疮，平素实未尝如尔，可见阳明胃土亦有未清之余毒。盖燥气必先感肺胃，且往往留滞二经，历久不移，同气相求也。所处之方，虽无大奇特处，然以治燥毒成疮疡者，尚颇合法。兹稍为加减，附录于此，或可为疡科开一生面。盖燥气发病之理，自《内经》以来已沉霾二千年，未有发明尽致者。自予此论出，后之人或可由流溯源，振起绝业也。拟方并加减附录如下：

葛根　锦纹大黄　升麻　生石膏　西麻黄　抚芎䓖　金银花　西滑石　白芷　生甘草　鲜榆根白皮　经霜莱菔　寒水石　泽兰　桔梗　白藓皮①

上药杵作粗散，每服五七钱或一两，清水煎服二剂，去渣温服。

不加分两，以便临证斟酌。

加减附后：下体多者，加土茯苓、车前，倍滑石；头面多者，加白术、羌活、菊花；血热者，加生地黄、丹皮；阴虚肺燥者，加西洋参、麦冬；口苦苔黄，渴饮者，加黄芩、川柏；咳嗽者，加杏子、浙贝母、前胡，去升麻；痰多湿重者，加白术、橘红、生姜、法夏；小儿痰嗽

---

① 白藓皮：白鲜皮。

气壅者，去升麻、霜莱菔，加莱菔汁、杏仁等味，或竟加鲜射干汁、枳实汁少许。

此方虽未确经治验，而意匠[①]经营，自谓能得燥毒真际，倘用此方者更能临症斟酌，自具锤炉[②]，必求宛合病情而后已，想能着手成春[③]也。

再：此症虽以服药为主，亦不可不兼用外治。外治之药，疡科书甚备，大致不外解毒、生肌、凉血、去瘀、清热、散湿、杀虫诸法。此症亦不外此，唯一眼注定燥毒二字，以三石为君，自能合法。兹故不出方，以印定[④]后人眼目。

蔡逸仲令郎伤燥咳注泄治验案

友人蔡拔萃[⑤]逸仲之二令郎，甫[⑥]周岁，于冬月患感冒咳嗽，久未得愈，继复大便溏泄，始嘱予诊之。予见其每咳痰声辘辘，如水鸡声，微喘促，额角手足心微热，大便日数十行，多注泄清水，指纹不甚明显，遂告逸仲曰：此症须用重剂，不得以少小为虑。若寻常散风止嗽、化痰健脾之剂，断难取效。逸仲问故。予曰：此为燥邪久羁肺

---

① 意匠：精意构思。晋代陆机《文赋》："辞程才以效伎，意司契而为匠。"

② 锤炉：炼锻工具，此谓造诣。

③ 着手成春：喻妙手愈病。典出唐代司空图《二十四诗品·自然》。

④ 印定：佛家入定，此谓使宁定心思，心无旁骛。

⑤ 拔萃：即"拔贡"，国子监生员的一种。

⑥ 甫（fǔ 府）：方才。

藏，治节不行，故为咳为痰。历时既久，传入大肠，金气不布，故水潴蓄而为注泄。盖肺本与大肠相表里，而大肠之经气亦为阳明，同气相求也。《素问》所谓燥淫所胜，大凉革候，咳，腹中鸣，注泄，即此病。宜遵经旨，平以苦温，佐以酸辛，再略参辛寒之味，方能获效。遂用《金匮》小青龙加石膏汤加减：麻黄八分，淡干姜四分，细辛二分，五味子三分，生石膏一钱，甘草六分，法制半夏一钱，射干六分，土杏仁一钱，茯苓一钱，粉葛根一钱。连服数剂，大便渐坚，日仅二三次，诸候亦渐退。逸仲见病势大减，疑此等峻药非周岁少儿所宜纽用，姑命暂停药数日，便泄渐多，日四五次且七八次，痰嗽亦平。不得已，再服前方数剂，诸候又愈。旬月之间，旋服旋止，竟至三十余剂，始收全功。此方本仲圣《金匮》治肺胀，咳而上气，烦躁而喘，心下有水气者，今去桂、芍，以病属气分居多，而白芍又非注泻所宜也。加葛根、茯苓，则能实大肠而挽回阳明下陷之气，加射干，则能降肺中之逆结，与此症有天造地设之妙用。盖燥本为寒之渐，又经大凉之候，其气不难随化而为寒。唯五心烦热，其中不无潜伏之燥火，故不能不取用石膏，仲圣所以加此味于小青龙汤中者，亦以烦躁一候，阳明化燥之故，与大青龙汤同一义例也。此症迁延甚久，病势渐深，故须缓缓奏效，然非逸仲相信之深，安能服至数十剂耶？

又大令郎感燥麻疹治验案

又，逸仲兄之大令郎，于春夏之交患麻疹，身热咳嗽，目泪鼻涕，及一切出麻之候与常无异，唯日晡时痰嗽甚，微有喘意，颇觉不同。服某医清肺散风育阴药，如桑、菊、银、翘、冬、地、羚羊、石斛、牛蒡、贝、杏等味数剂，嗽转难而不得痰，喉中如水鸡声，鼻转燥，喘势渐增，身亦较热。时逸仲举拔萃科赴京师朝考，其兄逸农茂才始来招诊。予言此症感燥而发，与前感温而发者稍异，宜重用麻杏石甘为主，佐以莱菔汁、射干汁及一味清肺解毒之味，方合治法。逸农学问甚渊博，而于医理未尝留意，且至性[①]过人，作事慎重，未敢遽以予言为然，盖某医者实负时望，而予素无治痘之名也。时其小女与一女弟[②]亦传染，遂姑将某医之药使其女先服，以决进止。而某医见前数剂未效，遂用大剂冬、地、银、翘等味与之。其女服药，即于是晚气喘而毙。逸农始敢专信予言，命其侄与女弟均服予药，数剂后喘平嗽减，鼻润热退，麻透而愈。予年来治病，每称燥气，人颇以为疑，至是论出，人益目为附会。不知人在气交之中，一切感冒病总不越六淫之气前蒋案中论之颇详。麻痘虽为先天之毒，实则必遇外感而始发。故古痘科书初起必参用疏散外邪之药，寒热温

---

① 至性：天赋的卓绝品性。

② 女弟：妹妹。

凉，诸法毕备。其气喘者，间亦有知用麻黄、石膏，唯未知言燥气为病耳。吾邑近数十年以治痘名家者，不出《痘科正传》[1]一书，其书纯用辛凉解表，苦寒清里，兼用育阴清热，与温病治法一一吻合，既得风气之正，故能著手成春。今数年之间，风气骤变，治法亦当随易，岂可刻舟求剑，尽以古方治今病耶？按《素问》明言燥淫所胜，民病疮疡痱疹痤痈麻症痱疹之类也，安见燥气必不能发麻耶？况此病为肺藏先天之毒，燥气伤人，最先入肺，其发病也，恐较他气为尤易。后闻是年麻疹症棘手者，能知重用麻杏甘石，即应手而效。予之言始得渐伸，然误治者已不一而足矣。倘得留心悲悯者，于是科著一燥气发病之书，未始非利济之一道也。

李仲谷令郎感燥发麻误治余毒留滞治验案

李仲谷上舍之令郎，亦于是年患麻疹，医者亦以育阴清热为主，幸病势不剧，方剂较轻，不立即发喘败事。延至月余，咳嗽不已，咯痰如脓，大便中时复见之，口臭甚浊，身常微热，肌肉消削，倦卧不能起。诸痘医以攻补两无所施，束手无策，始来延诊。予见舌光无苔，两寸脉轻涩，关滑，的系起病时感冒燥气，医者不知，即用麻杏甘石先散外邪，疏通经隧，致燥邪滞着于肺胃之间，与先天

---

① 《痘科正传》：痘科专著，又名《痘疹正传必读》，清康熙间杭州沈巨源（字晓庵）撰。

之毒搏击蕴酿而成瘀浊，且浸浸[1]下传大肠。仍宜以辛寒苦甘肃外邪为主，参用善能解结辛而不热之味，如鲜射干、莱菔[2]诸汁，以化痰降浊为辅，遂用西麻黄一钱，生石膏二钱，土杏仁二钱，生甘草八分，西洋参一钱，浙贝母二钱，白苏子一钱五分，白桔梗一钱，全栝蒌三钱，鲜射干七分，嘱加水捣汁，分冲鲜莱菔自然汁二匙，连服数剂，咳嗽稍畅，舌苔布，色微黄。盖燥邪已有外达之象，当以驱逐痰毒为重，遂减麻黄，去西洋，加西大黄二钱，牛蒡子二钱，土银花二钱，青黛四分，二剂后咯痰渐清，大便色正，痰毒之势已渐欲解。遂改用平剂，使其缓缓清燥化痰解毒，方用旋覆花二钱，真珠母六钱，大麦冬二钱，生桑叶二钱，西洋参一钱，杏仁一钱，生石膏二钱，老射干八分，霜莱菔一钱，浙贝母二钱，白苏子一钱五分，生草六分，此方稍进退加减，服至十余剂，浊痰净尽，饮食渐加，颇能起坐行立。遂用辛凉如桑、杏、蒌、贝、西洋、真珠母以清肺络，甘淡如扁豆、苡米、茯苓、炙草、淮药、莲子以养脾阴而复元气，如此十余剂，始获全痊。此症人但知为麻后余毒未清，致伤正气，不知全体关纽总以外感燥邪为重，使非以麻杏甘石先清燥气，则肺胃之结气必不能解，使非竟用大黄、银花、牛蒡、青黛以驱痰毒此法本张子和，则正气阴津何由得复？故药果对病，

① 浸浸：渐渐。
② 莱菔："菔"原作"银"，据下方药名改。

即峻猛如麻黄、大黄，寒凉如石膏，亦同珍品；药与病违，虽补益如参、芪，平和如甘草，无异鸩毒[①]。此症若因肌肉消削，神气委顿，即浪用参、芪、术、草以辅正，则肺胃之邪毒永无解期矣，岂但不能辅正而已哉予于暑温、湿温症，身热未解，神昏譫语[②]者，每以加减人参泻心汤获效，高丽参有用至二三钱者，则人参为辅正驱邪之要味可知。唯燥邪及一切风寒在肺胃间者，断不敢率用。其必不得已如此症者，亦仅量入西洋参，以此味气清味苦，清性多而补性少也？张子和《儒门事亲》汗吐下法，命意虽偏，实有起死回生之力量，俗工自不敢用，且不能用耳。予于痘科未尝究心，凡寻常痘症，辄辞不敢治，今见此二症势甚危剧，非时医所能了，故不得已越俎而代庖[③]焉。录此二案，或可于感燥而发麻痘者备一门法也。

蒋仲屏伤燥注泄治验案

蒋仲屏姻侄，秋月患感冒，微寒热，头微痛，舌上微苔，大小便如常，六脉濡软而不浮，腹中了无痛苦，颇能饮食，唯肢体困倦，初起咯血数口，旋自止。初延予与同院张君烈卿诊之，治以湿温伏暑法，药多辛开淡渗，或稍参苦降之味，不效。一日，予告张君曰：细详此症，湿多

---

① 鸩（zhèn 振）毒：毒药。鸩，传说中的一种毒鸟，其羽毛浸酒有毒，能杀人。

② 譫（zhán 占）语：呓语。

③ 越俎而代庖：典出《庄子·逍遥游》。

而热少，似宜竟用李东垣、陶节庵[1]二家升阳散湿兼清火方。于是改用羌、防、柴、葛、苓、术、黄芩、藿香、神曲等味，连进二剂，颇有化热之象，身热口渴，而却不得汗，旋复如旧。历时颇久，议论渐多，或因其曾咯血也，指为暑瘵，用清络凉血药数剂，亦无效。某医指为湿温，而药多滋腻。其兄屏侯孝廉虽不知医，却甚明理，以其方与言违，疑不使服，坚嘱予治之。予言此症绵历颇久，寒热温凉，杂然并投，病机隐伏而不彰，当仿古人饮食消息之义，姑与轻剂，徐察端倪，俟病机显露，自有治法也。又数日，舌苔渐渐退至舌本，屏侯方喜病有欲解之象。予曰：诸候如故，独舌苔渐敛，安知非邪气内陷，病机愈深耶？越数日，果突患腹疼，大便注泄六七次，始恍然悟为燥邪久羁，金气不布，三焦之水潴蓄于肠胃之间而下溜，正合《素问·至真要大论》阳明司天，燥淫所胜，寒清于中，感而疟，大凉草佚，咳，腹中鸣，注泄鹜溏之训，法宜温苦酸辛，参合辛寒苦甘，宣布三焦之气化，使燥邪仍由表解，则所潴之水自能随气化而布于周身矣。从前诸法，或偏辛温，或偏辛凉，或偏淡渗苦降滋润，均未合法，故不能效。于是重用院制宣白化气汤，加入干姜、五味、大腹皮、藿香，一剂辄得大汗。屏侯不商于予，竟令复进一剂，仍大汗如前，泄止腹疼愈，而神气亦大爽。遂

---

① 陶节庵：即陶华，明代医家，字尚文，号节庵，余杭（今属浙江）人，著有《伤寒六书》《伤寒全生集》等。

改用东垣先生之清燥汤，去生地、川连、川柏，加石膏、滑石，以桂枝易升麻，粉葛易柴胡，二剂收功。按宣白化气汤，即子和及宣明桂苓甘露饮加麻、杏等味方解略详缝皮匠妻案中，本治伏暑发渴，脉虚，水道阻滞诸症候，名曰甘露饮，其能解渴润燥可知。今加麻、杏，更能宣布三焦之气化而作汗矣。故予每言此饮本治伤燥，非治伏暑，实因从前燥气发病之理未明，无以为名，姑曰伏暑而已。详玩方义并所列诸候，自当以予言为不谬前人治燥气方误入伏暑者，如旋覆香附汤、通幽导滞汤，不一而足，不仅此也。东垣先生之清燥汤，即补中益气加入生地黄、川连、川柏、麦冬、五味、苍术、神曲、猪苓、茯苓等味，与清暑益气汤大同少异。今为去连、柏苦坚，地黄滞着之品，而加入二石辛寒之味，恰能治燥气偏于湿多之病，且能为燥病解后调养之用。用古人方，若非手具锤炉，胸有成竹，安能变化不测，如同己出耶？惜不得起东垣、子和二先生而质之。

按：燥气久伤气分，白气[1]乃屈，表气不濡者，往往以此方及大青龙汤发汗得效。其法虽具于《内经》，而其意实得之吾瓯之制茯苓。吾瓯制茯苓法甚精，每秋冬之交，茯苓初出山时，体极潮湿，须发汗数次，而后茯苓之体能坚白腻净。其法用瓦器或木器，置茯苓其中，覆盖严密，不使透入燥风，数日后茯苓皮满布白翳如茵，即所谓

① 白气：肺气。

汗。将茯苓取出略风[1]，刷去白翳，旋复贮入，如此数次，汗尽而苓亦渐燥。此后旋风旋贮，至恰好上刀而止。唯不可过经燥风。若西风大作，收贮不急，则苓皮刚燥，体中之汗即不得出，为痗[2]为烂，甚则发红如斑点，盖岚嶂湿气不能外出之故。此时须用法补救，将稻草用汤泡过，乘热置器中，放茯苓其上，四围包裹，渐渐使稻草上暖湿之气浸润苓皮，然后表里之气得通，汗或再出。若皮燥过甚，则直须将茯苓放甑上熏之，汗虽得出，其体不能坚腻矣。今表气为燥邪所束，颇近茯苓之刚皮，既不可纯用伤寒辛温之法，又不可专用温病辛凉之剂，必须辛、寒、温三义俱备，方合病情。麻、桂、石膏并用，其犹汤浸稻草之暖湿意耶？天下最粗浅寻常之事，其中每具精意，是在留心学业者有以领略之可耳。

蔡茂才弟伤燥咳血溢验案

河乡金岙地方，蔡茂才之弟，于戊戌秋冬间患伤燥嗽，历治不效。越次年春月，且咯血，旋发旋止。家人戚友及医者均目为痨损，病者亦甚惶骇，自言气力顿弱，食量大减，勉强来城就诊。予见其气象颓丧，面无华色，颇类失荣，及诊其脉，右寸虽沉涩不甚流利，而余脉如平，不见病征，面虽皖白，而肌肉充腴，无憔悴枯瘠之象。且

---

① 风：风干。
② 痗：字书未见，按文义当作“霉”。

咳嗽数月，尚无发热失音，安得遽定为痨？叙谈稍久，见其每一咯痰，必注目急视，始悟其食减气弱，实因骤见咯血，衷怀疑阻，心气震慑，则心火失其健运之力，故形弱而气削也当与前引西书案参看。尝见有圬者①，以斧刓②砖，误伤其指，一见血溢，即昏晕而仆，移时始醒，自言心中犹惴惴震动不已。使此血由口中而出，则人未有不疑为极损而用人参矣。遂告之故，且百方开导，言此血无关紧要，不过因久咳肺气上逆，激而偶溢耳。若咳嗽得愈，则血未有不止，与先血后咳者实有天渊之别。病者欣然领解，遂述当初起病时正值燥风大作，觉有所感，背恶寒，头亦微疼，今虽已愈，而皮毛时尚淅淅然，舌苔白，口淡痰多。即按《至真要大论》燥淫所胜，大凉革候，咳，暨《气交变大论》岁金太过节咳逆甚而血溢之训，为处一方，嘱其守服。方用射干一钱，半夏三钱，麻黄一钱，细辛三分，紫菀一钱，生石膏二钱，淡干姜七分，五味子五分，苦杏仁三钱，炙甘草八分，桂枝八分，白芍一钱，制香附一钱，此即小青龙加石膏汤合射干麻黄汤，去款冬、姜、枣，加香附，恰能合桂、芍、紫菀入营和血而下降。其余方义已略释于上，兹不复赘。越旬余，其人复来，言服药已六七剂，咳嗽渐减，痰渐稀，血不来，亦不复淅淅恶风，且言顷得先生谕释后，归家未服药，自觉气力骤壮，

① 圬（wū 污）者：泥瓦匠。
② 刓（wán 完）：削。

病愈过半矣。再为复诊，见右寸渐舒，肺中邪结势将欲解，遂将前方去桂枝、紫菀，加姜、枣，再服六七剂，诸候大已。唯咳嗽未肃清，遂改疏轻方，嘱其守服，以嗽愈为度，方用旋覆花、法半夏、杏仁、瓜蒌、五味子、生石膏、制香附、苏子、炙甘草、姜竹茹、橘红等味，稍燥，加炒西洋。后月余始来，言病已全痊，精神气色一一复旧。其兄嘱予为处一善后调养之方，予言：汝体质本健，又当壮年，偶病外感，岂遂有伤正气？此后于饮食起居稍知谨慎，则生机日畅，岂必借资草木以为补益耶？况此病为燥气化湿，邪在肺胃，苟稍有余气未清而误服参、芪、术、草、归、地、胶、芍等味，则冷灰复燃，反足为害。果欲疏方，亦不出开气化痰、健脾理湿而已，何如不服之为愈耶？其人深以为然，致谢而去。年来习见伤燥咳嗽，或偶血溢，或偶失音，医者不察，辄浪用滋阴养血之品，如参、麦、胶、地，致成肺痿痨病者不知凡几，见有用姜、细、味、麻、桂、姜夏者，反惊怪而却走。此症幸未多服腻补之剂，其兄又读书明理，故能深信予言，幸而获免。录此一案，详为论列，冀稍挽回阴药杀人不见血之锢习。有心济世者，或能鉴予之苦心也。

杨志龄伤燥咳成疟验案

友人杨志龄[①]上舍，于庚子秋月患感冒，肢体困倦，

---

① 杨志龄：即杨绍廉，字志龄，号拙庐，瑞安人，善书法。

淅淅恶风，咳嗽咯痰，日暮微热，身无痛苦，亦能纳食行动，初不为意。其居离予家甚近，时来闲叙，每据案提笔，嘱予口占数味以代茶，予辄授以杏苏散、桑菊饮等剂，不效。数日后始来延诊，六脉轻涩，舌上微苔，日内燥风大作，其中人也刚锐如刀，知为燥伤手太阴经，当遵《内经》“燥淫所胜，寒清于中，感而疟，大凉革候，咳”，暨“肃杀而甚，则体重烦冤”训治法，遂用大青龙汤去枣，加半夏、苏子、姜制竹茹、茯苓与之，服药果转为疟，寒热大作，得汗既多且易，病势顿减。次日复进一剂，疟止神爽，唯咳嗽未痊，而咯痰较易，间见黄色，饮食亦较知味。志龄自度病势已解，不复措意，予亦以此等方未易纽用，姑改以橘、半、娄、贝、苏子、竺、茹等轻剂，嘱其常服。一日，志龄正自予家归去，适有人来，言闻志龄抱病甚重，伏枕不起，为予药所误云云。予初斥其妄，继思此症已历半月，志龄虽不以为意，而外间之误言未始无因。遂戏作一柬，嘱其认真再来复诊，以释此谤。少刻，志龄笑持原柬至，诊毕，嘱其再服前大青龙加减方，当能速愈。次日，予为平阳之行，历五日归来，则志龄复服药三剂，诸症全痊，已入塾课徒矣。可见此等方予实未敢轻用，而苟为是病，即轻用亦难了事。吾邑当温病盛行后，偶闻有用麻、桂、柴、葛者，几同谈虎而色变。予之用此等药，亦必万不得已，姑敢一试。窃恐病家相信不深，略试不验，辄改而他图，适足为后医委过集矢[1]之地，两无所益也。

再，年来确有是病应用是药，而病家医流两无定见，未敢坚持守服，至生他变者，固指不胜屈。而亦确有非是病，医者辄浪用此等方尝试败事者，实复不少。盖此等方大开大阖，意义精深，用之得当，效固如神，施非所宜，祸亦甚烈。故仲师于大青龙案后必注明禁忌，脉微细，汗出恶风，不可服，服之厥逆，筋惕肉瞤，可见仲师用此等方亦甚慎重也。唯愿负司命之责者，细心体验，倘病情方义稍未透澈吻合，慎勿侥幸图功，若果确有把握，亦不可游移误事，负仲圣制方救世之苦衷也。

周孝廉令郎伤燥成疟治验案

周仲龙[2]孝廉之大令郎，年弱冠[3]，于孟秋月[4]患感冒，长热不解，时恶风，头微疼，体重，舌燥如循沙板，而苔却纯白，肉色[5]不绛，亦不引饮，六脉轻散，骤按之如极虚之象。时已服暑温药数剂，病无增减。予诊之，知为燥伤手太阴，金气不布之的候，遂用麻杏甘石汤加味与

① 集矢：谓群起指责。

② 周仲龙：即周拱藻，字仲龙，瑞安人，光绪十四年（1888 年）举人。

③ 弱冠：古时以男子二十岁为成人，初加冠，因体犹未壮，因称。

④ 孟秋月：秋季的第一个月，即农历七月。

⑤ 肉色：舌色。

之。孝廉性本慎重，又以其脉弱不任按，舌燥无津，疑真阴亏损，不宜发汗。予言：此舌燥并非阴伤，因肺气为燥所束，津液不能四布而上潮。倘得汗出，金气一布，则舌当即滋，而脉亦舒长。盖燥者秋病也，经言秋脉如毛，又言不上不下，如循鸡羽，王注秋应中衡言秋脉轻涩而散，最得燥病脉象之真际予初得此脉，亦甚疑讶，后见王注轻涩而散四字，方始释然，且深服古人体物之精审也，请勿疑讶。旋在洪君处晤孝廉之戚王君少博。少博亦精医学，遂告之故，且嘱为转达。适孝廉来招王君，君至，力言此方可用,。遂煎服，服后得汗舌滋，旋啜稀粥，热复，舌燥如前。此后每服必得汗舌滋，食粥即复，至四剂，始转为间日疟，疟来舌燥，疟退舌滋，再服二三剂，则疟来亦不燥矣。吾邑凡感冒病一转为疟，辄庆幸无事。此后王君与同院张烈卿兄接诊，调理而愈。此与杨志龄病均系伤燥成疟，前人治法未详，故本经旨，借用仲师二方。或疑古人治疟，自东汉仲景以至我朝乾嘉诸老，攻补寒热温凉诸法毕备，并未闻用此二汤者。予曰：中国医学之失传也久矣，他不具论，即就痎疟①一门而言，《内经》明明言十二经皆能为病，而前之论者必以疟脉自弦一语，专取小柴胡汤为主方。直至叶香岩先生，始能自出心裁，不泥古法，其感温热诸气而发者，仍以治诸温法治之，可谓冰雪聪明②，不

① 痎（jiē 接）疟：疟疾的总称。

② 冰雪聪明：典出唐代杜甫《送樊二十三侍御赴汉中判官》诗。

蹈故常矣。乃以徐灵胎之天资学力，尚不能悟其用意所在，于暑疟温疟案，每每疑其不用柴胡，峻辞驳斥。唯吾院蛰庐主讲于疟、痢二门所得最深，所医之症无不应手而愈，其大指总以认明六淫病源，详晰十二经藏府经络为主，然后对症发药，不拘一格。鄙人之用此方，实本此意，先认明病源为伤燥，经络为手太阴，故用此二方，效如应响。观仲师《金匮》治疟虽用柴胡，而温疟即主桂枝白虎，牡疟附方即用牡蛎汤，二方中岂不用麻、桂、石膏耶？故予用此二方，虽若创格，实则渊源有自也。

薛次舟妻伤燥癃闭验案

薛君次舟，素通医学，其妻林孺人，于戊戌[①]腊月杪患感冒，医治经旬，诸候悉减，唯小便渐短涩。至次年正月初二日，遂成癃闭，点滴不通，小腹硬满而痛。其兄云如亦业医，于仲圣《伤寒》《金匮》以及本朝温热诸书皆有心得，与予交颇契，至是始来商榷。大概通利小便法如交涉太阳[②]小肠、太阳膀胱、少阴心肾、厥阴肝诸方，渠已施用殆尽，予复何从着想？遂婉言以谢之。云如坚嘱予为设一法，以尽人事。予言仓猝，实不得主治，始少留缓商。至午饭后，始恍然大悟为燥伤气分，肺气不布之故按

① 戊戌：清光绪二十四年，即1898年。
② 太阳：原作“少阳”，据文义改。

《六元正纪大论》阳明司天，有民病咳、嗌干①、寒热发、暴振栗②、癃闷之训，拟用大青龙加西洋参、榆皮、桔梗、川郁金等味。云如猝不解予用意，问此方何以能通利小便。予曰：此方名为大青龙，实具云行雨施之义。此症气化不布，水有潴蓄，非得阳气鼓荡如龙之升腾，则云必不兴，所潴之水安能化为雨而下降？麻、桂性味辛温，阳也③，龙也；石膏性味辛寒，阴也，水也。石膏与麻、桂并用，则水随龙而为雨矣。姜、枣辛甘，能蒸动胃气，布云而上行；杏仁苦辛，能开降肺气，作雨而下施。此仲圣命名大青龙，以治太阳寒邪未罢，太阴阳明化燥，发汗除烦，而予借用以治燥伤太阴，金气被屈，化气行水之精意也自来解释此方者，唯喻嘉言先生稍得精意，然终未知此方为治太阳之寒，太阴、阳明之燥，故语多牵强，实不如拙解之翕合无间也。然此论虽确于通利小便，犹觉肤泛，故不辞累赘，为终其说焉。肺者，上焦之化源，其合皮毛；膀胱者，下焦之化源，其主卫外。故二经者往往互相为用，均能化气，旁逆④而下出。然经言诸气者皆属于肺，则下焦之化源又当听命于上焦。王氏肯堂曰：肺气宣布，则小便自出。今小便不出，虽当责之下焦膀胱，而其源实由上焦肺气不布。肺气所以不布，实由燥气郁遏。欲宣肺中之燥气，舍大青龙外，实无

---

① 干：《素问·六元正纪大论》作“塞”。
② 栗：原作“漂”，据《素问·六元正纪大论》改。
③ 也：原作“之”，据文义改。
④ 逆：疑为“达”。

如此神化之方法。况再加清而不滋之西洋，通利小便之榆皮，解郁开气之郁金、桔梗，则肺中燥邪未有不即宣布而外达，膀胱中积水未有不即化气而下出。尤氏在泾[①]曰：大青龙者，治肺方也。可谓要言不繁矣。云如深以为然，归即煎服，小便顿利，诸候亦渐痊。不料数日后四邻失火，延烧甚烈，已及其屋，不得已将病者暂扶坐野旁以避之。时适夜阑，风寒甚烈，又当惊骇之际，遂复重感而不可救，惜哉！

陶山某伤燥咳血溢误药致成痰毒验案

港乡陶山黄某，于九月患咳嗽，初病时淅淅恶风，背甚，唇鼻微燥，而口却不渴。服桑菊饮、清燥汤等，加减数剂，不效。乡农性不喜药，谓外感咳嗽，无关紧要，即漠置之。恶风诸候旋已，而嗽不止，且多痰，历月余，间咯血，不得已再就医求治。参、麦、胶、地杂然并投，十余剂后血虽不来，而嗽转郁，痰渐浊，食量减。闻某医言有人患咯血，全服补剂得效，遂改服参、芪、术、草、归、地等，至十余剂，体益羸弱，痰浊如脓。此后每服参、芪，即蜷卧不能起，人皆谓虚不受补，病者亦自分[②]不起。至腊月杪，忽梦有人告以宜急向城中求医者，始勉

① 尤氏在泾：即尤怡，清代医家，字在泾，吴县（今属江苏苏州）人，著有《伤寒贯珠集》《金匮要略心典》《金匮翼》等。

② 自分：自认为。

于正月来舍就诊。诊其脉，两寸浮散似虚，渐按中沉，大有弦涩之象，两关则直弦滑，咯痰甚浊，微有腥臭，悉从两胁而上，肌肉瘦削，面气晦闇[1]如积尘然，与《内经》燥症所列咳、血溢、面尘诸目颇吻合，遂告之曰：尔病咳嗽咯血，本不难治，唯过服补药多剂，燥邪固结莫解，如油入面，积成痰毒，由肺及肝，病根实匪易拔，当为去六七，带病延年可也。遂将《金匮·肺痿咳嗽篇》中射干麻黄汤、厚朴麻黄汤、皂荚丸三方参合加减，名为润燥涤痰汤，方用川朴一钱，麻黄一钱，干姜八分，生石膏三钱，细辛四分，煮半夏二钱，土杏仁二钱，皂荚七分，紫菀一钱五分，射干一钱，蒌实三钱，莱菔汁二杯。此方涤痰之意显而易见，若润燥，实本《内经》辛以润之之旨，非如世俗以滋为润也。按《金匮》三方，或治咳上气，喉中如水鸡声，或治时时吐浊，坐不得眠，或治咳而脉浮，病症虽有微甚之不同，观方中所用诸药，则肺中必有风寒郁结，化热、化燥、化痰、化毒可知篇首问答明有热在上焦，重亡津液，口中反有浊唾涎沫等语，则诸方之所治可知矣，如《伤寒论》然，提纲中已列明者以后不复重述，盖古书简约，往往如此也。今去五味、小麦、款冬、姜、枣，加入蒌实、莱菔汁，恰能治燥邪郁久，结成痰毒，实有天造地设之妙用。唯面尘一候，当俟燥邪渐解，痰毒较轻，再谋治法，此时实不能

---

① 闇：同“暗”。《玉篇·门部》：“闇，与‘暗’同。”

兼顾也。此方守服七八剂，诸候大减，其人欲暂归，嘱为转方，遂改疏散轻剂与之。越半月，其人复来，言轻方不效，仍服初剂。予见其血止痰稀，腥浊大减，遂去紫菀、莱菔汁，加炒西洋参、五味。此后每服数剂，则病减神爽，暂停旬日，或偶感外邪，则浊痰复见，旋服旋辍，至数月始能稍稍作力。然病在至高，下法不能为力，腻补过多，又非一吐了事，故竟不能收全功焉。

校注后记

《燥气总论》，清代陈葆善撰。

陈葆善，字栗庵，号湫漻子，瑞安（今属浙江温州）人，生于清咸丰十年（1860），卒于1916年。曾为邑诸生，后师从维新党人陈虬，协助陈虬创办利济医学堂，任监院、总理。著有《燥气总论》《燥气验案》《白喉条辨》《本草时义》。

一、成书、刊行与版本

《燥气总论》不分卷，书前有陈葆善作于清光绪二十六年（1900）的自叙，可知其时书已完成。陈葆善撰著此书，是"惜《内经》有燥气之文而遗伤燥之说……据喻氏所勘'秋伤于燥'之条发挥光大"（《燥气总论》徐乃昌叙）。陈氏自叙又称"著《燥气总论》一卷，推阐其病源，发挥其治法，附以治验方案，以饷当世"，所谓"附以治验方案"，即是《燥气验案》，可知其书虽名"燥气总论"，实则包括"燥气验案"，两者原为一书。但据该书《例言》"自丁酉以迄辛丑，其间相距实仅五载"语，则《燥气验案》之成书实晚于《燥气总论》一年。

《中国中医古籍总目》著录《燥气总论》（附验案）有清光绪二十六年（1900）、1925年温州陈氏湫漻斋石印本。据考，"清光绪二十六年庚子（1900）"为《燥气总论》成书之年，“1925年”乃为《燥气总论》刊行之年，而当时《燥气验案》并未刊行。国家图书馆、北京中医药大学图书馆、湖州嘉业堂藏书楼藏有《燥气总论》，经查北京中医药大学图书馆所藏仅有《燥气总论》（附《灵素节要》），署为“瑞安陈栗庵先生著，燥气总论一卷，湫漻斋刊”，无《燥气验案》，每半页十三行，每行二十四字，有二序，前为民国十四年（1925）徐乃昌叙，后为清光绪二十六年（1900）陈葆善自叙，可知《燥气总论》成书于清光绪二十六年（1900），刊行于民国十四年（1925）。

《燥气总论》后附《灵素节要》，系陈氏“著《燥气总论》一卷……复重取《素问》《灵枢》而详读之，遇有交涉燥气者，节录其要，附于本论之后，使燥气真相，益见殚明”（《燥气总论》自叙），成为《燥气总论》的重要内容之一。

陈氏自叙未提及其书刊行之事。民国十二年（1923），陈葆善之子陈准（字绳夫，或作“绳甫”）将《燥气验案》原稿寄给后来创建了嘉业堂藏书楼的刘承干，刘承干为之作序，称“哲嗣绳夫邮寄原稿，嘱为弁言”，可知其书尚未刊行。刘承干为近代著名藏书家与刻书家，对陈葆善及其书评价极高，认为“先生承其家学，谓六经、三焦、气血营卫当汇通为一，始得医学之正，斯度尽救世金针也夫”（《燥气验案》刘承干序），但其书仍未刊行。民国十四年（1925），陈准及陈葆善门人胡润之“奉先生遗著”找到清末曾任淮安知府的著名藏书家、学者徐乃昌，徐乃昌感于其书“首明本义，次述病理，再详脉候，终出治法，悉皆深达窔奥，洞澈源流，不苟同，不袭旧，旁搜远绍，凿险缒幽”（《燥气总论》徐乃昌叙），于是欣然作序。《燥气总论》之刊行乃系陈准主持，陈准承家学，好藏书与印书，辑有《湫漻斋丛书》，又辑《瑞安陈氏湫漻斋医学丛书》，其一便为《燥气总论》。于此可知，《燥气总论》初刊于民国十四年（1925），即1925年温州陈氏湫漻斋石印本。

秦伯未于1921年创办上海中医书局，编印中医书籍。1929年，陈准携《湫漻斋医学丛书》找到秦伯未，秦伯未读《燥气总论》，认为“陈氏生当燥化之秋，探《内经》之秘，畅嘉言之旨，使历来湮晦否塞者得以重放光芒，其功诚不可没焉”（秦伯未《陈氏湫漻斋医学丛书序》），于是为之作序，并于1930年铅印出版，即1930年上海中医书局铅印本，此本《燥气总论》后附《燥气验案》，但无《灵素节要》。《燥气验案》前有秦伯未《陈氏湫漻斋医学丛书序》，其后为陈葆善《湫漻斋燥气验案例言》及刘承干序，再后为《燥气验案目录》，之后即正文，凡二十二案。

据刘时觉《温州文献丛书·温州近代医书集成》，民国十年（1921），黄群委托杨绍廉借陈氏家藏《燥气验案》手稿本抄录并校正，藏永嘉黄氏敬乡楼，是即敬乡楼抄本，刘时觉辑入《温州文献丛书·温州近代医书集成》，上海社会科学院出版社 2005 年出版。《中国中医古籍总目》又著录有《中国近代医学丛选》本，系上海中医书局 1936 年辑印。

综上，《燥气总论》成书于清光绪二十六年（1900），刊行于民国十四年（1925），即湫漻斋石印本。《燥气验案》成书于清光绪二十七（1901），1930 年由上海中医书局与《燥气总论》合册印行。

二、内容与特色

《燥气总论附燥气验案》内容分为三个部分，一为《燥气总论》，二为《燥气总论》所附《灵素节要》（上海中医书局本无），三为《燥气验案》。

1.《燥气总论》

一卷，其成书之由，乃陈葆善认为《内经》脱“秋伤于燥”一节，以致后世不传燥气证治，喻昌、沈明宗、吴瑭等虽有发明而终未透彻，于是引据《内经》原文，论说燥气致病之理，著《燥气总论》。关于燥气性质，陈氏认为“夫燥气者，秋金之淫气也，其气凄清而劲切，似火而非火，似湿而非湿，似寒而非寒；而其胜复传变，又能为风为火，为湿为寒”，确定燥气为秋之“淫气”，亦即邪气，其性质则“凄清而劲切”。燥气之于他邪，虽有相似，终属不同，但当其“胜复传变”，又能转化为风、火、湿、寒。关于燥气何以“似火而非火，似湿而非湿，似寒而非寒”，陈氏引《内经》原文详加论述，能见前人所不能见，发前人所不能发。如“何以言似火而非火”，引《素问·阴阳应象大论》诸篇原文及王冰注，以证“燥之似火”，随即指出：“然清商徐行，炎暑顿消，景物凄清，天地气肃，则似火而又非火矣。”并最终得出“燥气者，秋气也，兼火、湿、寒三气而有之也”的结论。

关于燥气致病的机理，陈氏认为：“燥者，六淫之一也。六淫之伤人，有感而即发，有伏而后发。燥气亦然，其为病也，外感有伤气、伤血之分，伏气有专气、兼气之别。燥之初入，必先于肺胃，盖太阴、阳明同为燥金，治气以类从也。其伏者，当分其专气、兼气之别。专气者，燥之本气也；兼气者，燥气之外兼有别气，或兼湿，或兼寒，或兼火之类。”对燥气致病机理进行了概括性论述。

关于燥气致病的脉候，陈氏引据《素问·诊要经终论》等篇论述，指出：“凡燥气之脉，类多轻涩，盖手太阴经气被阻，气化不能宣布之故。惟兼火及从热化者，内搏少阳、厥阴，间有弦数浮洪耳。”此一观点是陈氏基于其临床实践而得出，绝非泛泛空论。如“沈孝廉秋月感冒过服辛香药助燥以辛凉苦甘法获效验案”中“脉轻涩”，“金国银伤燥延及下焦冲气上逆治验案”中“两寸及右关有郁而不舒之象，左关及两尺甚弦滑，重按且有数意”，“佣工某春月伤燥治验案”中“两寸脉轻涩，余亦濡动无力，按之如循毛羽”，皆一一合其所论。

关于燥气致病的临床表现，陈氏结合病机进行了概括性论述，认为：“凡燥之伤人，首先入肺，次传于胃，或伤气分，或伤血分，或伤络脉。初起恶风寒，日晡发热，痰嗽胸痞，口渴不引饮，唇燥，舌或无苔而燥，或苔白如循沙板，此气分受邪也；或舌绛无苔而干，或苔白，舌心干绛，外则发热恶寒，内胠胁痛，或不痛而痹，喘促咳逆，甚则唾血，此气分连及血分也；或有胁肋膺乳掣引而疼，不得转侧，咳逆甚而血溢，此气血两伤连及络脉也。故燥病之始，当以伤气、伤血为大纲，或有气、血、络俱受者。要之，燥主秋收之令，近似寒湿，异于火热，间有候与火热相同，亦燥邪久著，血液内燔，形虽同于火热，实亦燥中之兼气、化气者耳。”

关于燥气致病的治疗，陈氏不仅有概括性论述，且列举了代表性方剂。“凡燥之治，在表在气者，疏之散之也。初起而轻者，偏于热，如桑杏汤、桑菊饮类，偏于寒湿，如杏苏散、葱豉汤类；日久而重者，偏于热，如麻杏甘石类，偏于寒湿，如大小青龙类。其内连血分者，达之润之也。偏于热，麻杏甘石汤加桑、榆、栀、豉类，偏于寒湿，大小青龙加归、芎、丹皮类。或并及血络者，通之导之也。偏于热，加羚羊、地龙、瓜络类，偏于寒湿，加香附、葱白、木香类。其要仍不外麻杏甘石、大青龙二方相出入也。惟燥火偏胜，表里俱热者，则清之滋之，如清燥救肺汤加冬、地、三石之类也。”

陈氏在《燥气总论》之末有一段文字，称：“善之生也，幸值燥金之运，又逢燥气之病，于是穷究经言，旁征往哲，于燥气真义实能抉别群盲，自开生面。此一得之愚，绝非臆造，其理皆《灵枢》《素问》所昭著也，其法皆《伤寒》《金匮》所悉备也。”表现了既崇尚经典而又敢于创新的科学精神。

2.《灵素节要》

系陈氏引录《内经》原文而成之专篇，非属原书之正文，故以“灵素节要”为题而附于《燥气总论》之末。陈氏首先明确“不涉燥气者不录”，因而引录多所节取与连缀。如“秋气在皮肤，秋者天气始收，腠理闭塞，皮肤引急”条，系节取《素问·四时刺逆从论》自“是故春气在经脉”至“通于五脏”一段文字中与燥有关的内容连缀而成。各条列原文于前，后注所出篇名，如“西风生于秋，病在肺，俞在肩背”条，后注“《金匮真言论》”。有些条则兼录王冰注解，如“秋伤于湿，上逆而咳”条，先注明出处“《生气通天论》”，后以“王注”为提示，引王冰注解“湿，谓地湿气也。秋湿既胜，冬水复生，水来乘肺，故咳逆病生”。陈氏还为有些条文加了按语，如“燥司于地，热反胜之，治以平寒，佐以苦甘，以酸平之，以和为利”条下先录王冰原注“燥之性恶热，亦畏寒，故以冷热和平为方制也”，后为陈氏所加按语“此注最精于治燥邪，以此为诸方之祖。又按：此篇诸条无‘以和为利’句，独燥有之，故王注云云”。

3.《燥气验案》

载陈氏治疗燥气医案二十二则。据陈氏《湫漻斋燥气验案例言》所称“燥气发病之理及治法方义，已详《燥气总论》中，宜相参阅”，以及《燥气总论》自叙中“因著《燥气总论》一卷，推阐其病源，发挥其治法，附以治验方案，以饷当世”语，《燥气总论》与《燥气验案》虽为二书，实为一体。陈氏于燥气证治多有体会，因而“所录诸案，意在独抒心得，不拾陈言”，且每案在证治之后必有论述，如“卖柑者伤燥足痿治验案”，患者“年近五旬，体质壮实，忽于庚子春月患足痿，不良于行，每欲举步，即筋节掣痛而止”，陈氏认为“与《素问·至真要大论》燥淫所胜，木乃晚荣，民病筋骨内变，及《五常政大论》阳明燥金司天节民病胁痛目赤，振掉鼓栗，筋痿不能久立，《气交变大论》岁金太过燥气盛行节尻阴股膝腨胻皆病诸训，实能宛合”，于是以“宣通肺胃金气之痹结，为厥阴之出路”为治则，拟方用药而治愈。其后陈氏对病机、治法进行了阐述，病机为“燥伤肝络而成痿”，自然补药不宜；《素问》于痹虽有风寒湿之论，更有“阳明燥金司天，筋痿不能久立”之文；伤燥虽忌苦寒，但“参用滑以去着”，则合乎病情。确为心得之见。

《燥气总论》为迄今唯一一部讨论燥气证治的专书，篇幅虽短，但内容充实，多有独到而精辟的见解，且《燥气总论》与《燥气验案》二者可相互印证，多所启迪，有较高临床参考价值。

总书目

伤寒论直解
伤寒论类方
伤寒论特解
伤寒论集注（徐赤）
伤寒论集注（熊寿诚）
伤寒微旨论
伤寒溯源集
伤寒启蒙集稿
伤寒尚论辨似
伤寒兼证析义
张卿子伤寒论
金匮要略正义
金匮要略直解
高注金匮要略
伤寒论大方图解
伤寒论辨证广注
伤寒活人指掌图
张仲景金匮要略
伤寒六书纂要辨疑
伤寒六经辨证治法
伤寒类书活人总括
订正仲景伤寒论释义
伤寒活人指掌补注辨疑

诊　　法

脉微
玉函经
外诊法
舌鉴辨正
医学辑要
脉义简摩
脉诀汇辨
脉学辑要
脉经直指
脉理正义
脉理存真
脉理宗经
脉镜须知
察病指南
四诊脉鉴大全
删注脉诀规正
图注脉诀辨真
脉诀刊误集解
重订诊家直诀
人元脉影归指图说
脉诀指掌病式图说
脉学注释汇参证治
紫虚崔真人脉诀秘旨

针灸推拿

针灸全生
针灸逢源
备急灸法
神灸经纶
推拿广意
传悟灵济录
小儿推拿秘诀
太乙神针心法
针灸素难要旨
杨敬斋针灸全书

本　草

药征
药鉴
药镜
本草汇
本草便
法古录
食品集
上医本草
山居本草
长沙药解
本经经释
本经疏证
本草分经
本草正义
本草汇笺
本草汇纂
本草发明
本草发挥
本草约言
本草求原
本草明览
本草详节
本草洞诠
本草真诠
本草通玄
本草集要
本草辑要
本草纂要
识病捷法
药征续编
药性提要
药性纂要
药品化义
药理近考
炮炙全书
食物本草
见心斋药录
分类草药性
本经序疏要
本经续疏证
本草经解要
分部本草妙用
本草二十四品
本草经疏辑要
本草乘雅半偈
生草药性备要
芷园臆草题药
明刻食鉴本草
类经证治本草
神农本草经赞
艺林汇考饮食篇
本草纲目易知录
汤液本草经雅正
神农本草经会通
神农本草经校注
分类主治药性主治
新刊药性要略大全

鼎刻京板太医院校正分类青囊药性赋

方书

医便

卫生编

袖珍方

内外验方

仁术便览

古方汇精

圣济总录

众妙仙方

李氏医鉴

医方丛话

医方约说

医方便览

乾坤生意

悬袖便方

救急易方

程氏释方

集古良方

摄生总论

辨症良方

卫生家宝方

寿世简便集

医方大成论

医方考绳愆

鸡峰普济方

饲鹤亭集方

临证经验方

思济堂方书

济世碎金方

揣摩有得集

亟斋急应奇方

乾坤生意秘韫

简易普济良方

名方类证医书大全

南北经验医方大成

新刊京本活人心法

临证综合

医级

医悟

丹台玉案

玉机辨症

古今医诗

本草权度

弄丸心法

医林绳墨

医学碎金

医学粹精

医宗备要

医宗宝镜

医宗撮精

医经小学

医垒元戎

医家四要

证治要义

松厓医径

济众新编

扁鹊心书

素仙简要

慎斋遗书

丹溪心法附余

方氏脉症正宗

世医通变要法

医林绳墨大全

医林纂要探源

普济内外全书

医方一盘珠全集

医林口谱六法秘书

温　　病

伤暑论

温证指归

瘟疫发源

医寄伏阴论

温热论笺正

温热病指南集

瘟疫条辨摘要

内　　科

医镜

内科摘录

证因通考

解围元薮

燥气总论

医法征验录

医略十三篇

琅嬛青囊要

医林类证集要

林氏活人录汇编

罗太无口授三法

芷园素社痎疟论疏

女　　科

广生编

仁寿镜

树蕙编

女科指掌

女科撮要

广嗣全诀

广嗣要语

广嗣须知

宁坤秘籍

孕育玄机

妇科玉尺

妇科百辨

妇科良方

妇科备考

妇科宝案

妇科指归

求嗣指源

茅氏女科

坤元是保

坤中之要

祈嗣真诠

种子心法

济阴近编

济阴宝筏

秘传女科

秘珍济阴

女科万金方

彤园妇人科

女科百效全书

叶氏女科证治

妇科秘兰全书

宋氏女科撮要

节斋公胎产医案

秘传内府经验女科

儿　　科

婴儿论

幼科折衷

幼科指归

全幼心鉴

保婴全方

保婴撮要

活幼口议

活幼心书

小儿病源方论

幻科百效全书

幼科医学指南

活幼心法大全

补要袖珍小儿方论

外　　科

大河外科

外科真诠

枕藏外科

外科明隐集

外科集验方

外证医案汇编

外科百效全书

外科活人定本

外科秘授著要

疮疡经验全书

外科心法真验指掌

片石居疡科治法辑要

伤　　科

正骨范

伤科方书

接骨全书

跌打大全

全身骨图考正

眼　　科

目经大成

目科捷径

眼科启明

眼科要旨

眼科阐微

眼科集成

眼科纂要

银海指南

明目神验方

银海精微补

医理折衷目科

证治准绳眼科

鸿飞集论眼科

眼科开光易简秘本
眼科正宗原机启微

咽喉口齿

咽喉论
咽喉秘集
喉科心法
喉科杓指
喉科枕秘
喉科秘钥
咽喉经验秘传

养　　生

易筋经
山居四要
寿世新编
厚生训纂
修龄要指
香奁润色
养生四要
养生类纂
神仙服饵
尊生要旨
黄庭内景五脏六腑补泻图

医案医话医论

纪恩录
胃气论
北行日记
李翁医记
两都医案
医案梦记
医源经旨
沈氏医案
易氏医按
高氏医案
温氏医案
鲁峰医案
赖氏脉案
瞻山医案
旧德堂医案
医论三十篇
医学穷源集
吴门治验录
沈芊绿医案
诊余举隅录
得心集医案
程原仲医案
心太平轩医案
东皋草堂医案
冰壑老人医案
芷园臆草存案
陆氏三世医验
罗谦甫治验案
周慎斋医案稿
临证医案笔记
丁授堂先生医案
张梦庐先生医案
养性轩临证医案
养新堂医论读本

祝茹穹先生医印
谦益斋外科医案
太医局诸科程文格
古今医家经论汇编
莲斋医意立斋案疏

医　史

医学读书志
医学读书附志

综　合

元汇医镜
平法寓言
寿芝医略
寿身小补
杏苑生春
医林正印
医法青篇
医学五则
医学汇函
医学集成
医学辩害
医经允中
医钞类编
证治合参
宝命真诠
活人心法
家藏蒙筌
心印绀珠经
雪潭居医约
嵩厓尊生书
医书汇参辑成
罗氏会约医镜
罗浩医书二种
景岳全书发挥
新刊医学集成
胡文焕医书三种
铁如意轩医书四种
脉药联珠药性食物考
汉阳叶舟丛刻医集二种